国家老年疾病临床医学
研究中心科普系列丛书

丛书总主编
范 利 曹 丰 李天志

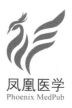

凤凰医学
Phoenix MedPub

关爱老人照护伴行

—— 老年人居家照护常见问题及应对策略

主　编　王晓媛　龚竹云　曹　丰

副主编　勇琴歌　张　艳　侯惠如

编　委（以姓氏拼音为序）

崔伯艳　丁　瑜　高　娜　李　娜　李　绒

李冬梅　李琳丽　廉　婧　马虹颖　石瑞君

孙　静　田月强　王　彬　王　丹　王　鑫

许蓬蓬　杨红旗　于江丽　张　艳　张丽峰

张丽娟　赵　静　赵　诺　赵　婷

插　图　李梦歌　张倚苓　王嘉楠

U0393576

江苏凤凰科学技术出版社 · 南京

图书在版编目（CIP）数据

关爱老人照护伴行——老年人居家照护常见问题及应对策略 / 王晓媛，龚竹云，曹丰主编. —南京：江苏凤凰科学技术出版社，2021.12（2025.2重印）

（国家老年疾病临床医学研究中心科普系列丛书）

ISBN 978-7-5713-1859-8

Ⅰ.①关… Ⅱ.①王… ②龚… ③曹… Ⅲ.①老年人—家庭—护理 Ⅳ.①R473.2

中国版本图书馆 CIP 数据核字（2021）第 060158 号

国家老年疾病临床医学研究中心科普系列丛书

关爱老人照护伴行——老年人居家照护常见问题及应对策略

主　　　编	王晓媛　龚竹云　曹　丰
策　　　划	傅永红
责 任 编 辑	杨　淮　程春林
责 任 校 对	仲　敏
责 任 监 制	刘文洋

出 版 发 行	江苏凤凰科学技术出版社
出版社地址	南京市湖南路 1 号 A 楼，邮编：210009
出版社网址	http://www.pspress.cn
印　　　刷	徐州绪权印刷有限公司

开　　　本	718 mm × 1000 mm　1/16
印　　　张	15.75
字　　　数	200 000
版　　　次	2021 年 12 月第 1 版
印　　　次	2025 年 2 月第 3 次印刷

标 准 书 号	ISBN 978-7-5713-1859-8
定　　　价	58.00 元

主编简介

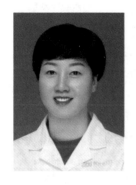

王晓媛　现任解放军总医院第一医学中心健康体检中心主任，曾担任第二医学中心和第一医学中心护理部主任，军队伤病员管理科副主任护师。护理学硕士、医学心理与心理咨询治疗硕士、国家二级心理咨询师。国家卫生健康委员会家庭发展司护理专家库成员，中华护理学会安宁疗护专业委员会委员，中国医院协会护理专业委员会常委委员，中国老年医学会医疗照护分会常委兼第一届总干事。北京健康管理协会护理分会副主任委员。以第一作者/通讯作者发表论文30余篇；主编老年护理专著5部，参编著作21部。主持全军保健课题2项，参与课题研究9项，获军队医疗成果二等奖、三等奖各1项，获国家发明专利和国家实用新型专利7项。

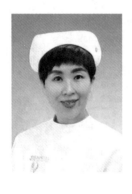

龚竹云　现任中国人民解放军总医院第二医学中心保健二科护士长，副主任护师、危重症专科护士、国家二级心理咨询师，中国初级标准化病人训练师，老年照护培训师。中国老年医学学会医疗照护分会委员，解放军总医院血栓专项组副组长。以第一作者/通讯作者发表论文20余篇，参编著作8部。主持解放军总医院南楼青年创新基金课题1项，参与课题研究6项，以第一负责人获解放军总医院医疗成果二等奖1项。以第一发明人获国家实用新型专利5项。

主编简介

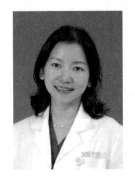

曹 丰 主任医师、教授，博士生导师，现任国家老年疾病临床医学研究中心主任，中华医学会心血管分会临床研究学组副组长、中国老年医学学会副会长，国家杰出青年科学基金获得者，入选国家百千万人才工程。曾在美国斯坦福大学医学院做博士后3年，临床主攻冠心病的介入诊治，长期从事心血管疾病的诊治研究以及老年医学方面的研究。积极推进老年医学临床研究中心的建设，参加多项老年疾病诊疗指南和团体标准的发布。以第一作者/通讯作者在 *Circulation, European Heart J* 等杂志发表 SCI 论文145 篇；承担国家自然科学基金重点项目、重大研究计划、科技部国家重点专项等 19 项课题资助；获美国心脏病协会 AHA 博士后基金（2006），国家科技进步一等奖（2011），军队科技进步一等奖（2020），军队医疗成果一等奖（2014），*Circulation* 最佳基础研究奖（2006）；授权 10 项国家发明专利。美国心脏病学会（ACC）Fellow，*Circulation Research* 编委，*European Heart Journal* 的 co-editor。

序

　　第七次全国人口普查结果显示，我国 60 周岁及以上人口约有 2.54 亿人，占全国总人口的 18.7%，65 周岁及以上人口约有 1.76 亿人，占总人口的 12.6%。预计到 2030 年，65 岁及以上人口占总人口的比重或将超过 20%，届时中国将全面进入重度老龄化社会。不仅如此，我国老龄化社会还面临高龄化、失能化、空巢化等特点，给家庭和社会带来沉重的经济与照护负担。如何积极应对老龄化，如何应对巨大刚需与专业老年照护护理人才缺乏的矛盾，如何提高老年人及其照护者的照护能力，这些问题都值得我们高度重视和认真思考。

　　在《"健康中国 2030"规划纲要》中，将促进健康老龄化、为老年人提供长期照护服务作为"健康中国"建设的重要内容。《关爱老人照护伴行》一书从老年人生活、医疗照护问题切入，荟萃日常经典案例，运用科学、正确的理论分析，提供通俗易懂的专业指导意见，是科普教育的全新尝试。该书从酝酿策划、反复修改到最终定稿出版，均是由一支长期从事老年医学的中青年专家团队在繁忙工作之外利用业余时间编写完成，我深受感动、倍感欣慰。

　　《关爱老人照护伴行》一书集 20 余名国家级老年照护培训师之智慧，总结 30 余年老年照护实践经验，结合了我国老人生活实际，是适合广大百姓阅读的科普读物，其中专业知识的科普化尤为珍贵。

　　编纂出版《关爱老人照护伴行》一书，既是职责所在，又恰逢其时，借以指导老年人及其照护者，了解并掌握老年人照护的技巧、老年人疾病的征兆及老年人突发意外情况的处理。本书内容丰富，深入浅出，实用性强，可供家庭、社区、社会养老机构的照护者学习及老年人自己学习使用，相信本书的出版能为老年人及其照护者提高照护能力提供帮助。

中国老年医学学会会长　范　利

2021 年 10 月

前　言

　　随着医疗技术的进步，人的平均寿命逐渐延长。我国的人口老龄化程度日益加深，呈现出老龄人口增长快、高龄化、失能多的特点，老年照护服务的供需矛盾日趋突出。如何快速提高老年人的自我照护能力，提升老年人照护者的知识水平和照护技能，是当前亟待解决的社会问题和医疗瓶颈。

　　针对老年人记忆力衰退、身体机能降低、罹患多种疾病、防病意识薄弱、安全知识匮乏、照护者专业知识缺乏等现实问题，编者汇集多年老年临床护理经验，聚焦老年衣食住行等居家常见问题，精心组织编纂了本书，旨在提升老年人居家生活能力，增强照护人员日常照护能力，提高老年人生活质量、降低老年人疾病发生率。本书共分为七个部分四十五个主题，分别从老人照护需求评估、健康与运动、饮食与服药、居家环境和出行安全、卫生清洁、特殊失能老人的专业居家照护、风险应急处理等方面具体介绍照护相关内容。将经典案例、专业解析、护理要点进行有机融合，图文并茂，通俗易懂，力图为读者奉献全面的老年居家照护保健知识，可为老年人及照护者、社会照护机构人员提供实用的、科学的指导。我们还特别录制了33个操作视频，可用手机扫码观看。

　　本书由一批从事老年保健护理工作的一线工作者结合多年实践经验，精心撰写而成。同时，在编写过程中还得到了众多同行医疗专家的帮助与支持，在此一并表示衷心的感谢！老年照护事业如初升的太阳，蒸蒸日上；老年照护者似漫天繁星，璀璨烂漫；希望我国老年医疗照护工作如星火燎原，惠及百姓！

由于编者水平有限，加之时间仓促，若有不妥之处，敬请广大读者批评指正以期再版时改正。

中国老年医学学会副会长　曹　丰

2021 年 10 月

目 录

一.

老人照护需求评估

怎么知道老人是否可以自我照护？

故事导入：我还能行吗

72岁的李爷爷上个月因为骨折做了手术，住院期间女儿衣不解带的贴身照顾，嘱咐老父亲在床上好好养着，什么也别干。李爷爷躺在床上静享着女儿的细心照料。小赵护士见状多次提醒李爷爷和家人，"爷爷手术后恢复得很好，要尽早下床活动，卧床时在床上也要尽量活动，老年人长期卧床会出现血栓、肺部并发症等，还会影响日后的生活能力。"小赵苦口婆心的劝说，老人家依然卧床不起，足不出户……术后3个月复诊，术前健步如飞的李爷爷坐着轮椅回来了。原来李爷爷老躺着，人也躺懒了，肌肉也躺"瘦"了，已经"忘了"怎么走路了。小赵鼓励李爷爷重新学走路，李爷爷则颤颤巍巍地念叨，我还能行吗？

背景知识

我国已于2000年进入老龄化社会，预计到2050年，老年人口数将达到4.87亿。2016年10月9日，全国老龄办发布《第四次中国城乡老年人生活状况抽样调查成果》，这份报告显示，在老年人经济状况、医疗卫生情况、健康状况不断改善的同时，仍有超过4000万的老年人为失能、半失能状态。老龄化社会问题已经给家庭和社会带来了越来越严重的照护负担。老年人自我照护能力评估工作是照护服务工作开始的第一步。目前，我国在 15 个城市推行长期照护保险的试点工作，长春、安庆、承德、南通、上饶、石河子、苏州和重庆 8 个城市将长期照护保险确立为全新的社会保险险种，独立运营；上海、广州、青岛、成都、荆门、宁波和齐齐哈尔 7 个城市的长期照护保险则依附于该地区的医疗保险运营，由辖区内医疗保险经办机构负责长期照护保险业务的经办与管理。我国的老年综合评估大部分是由医院的专业人员提供，根据评估结果给老年人提供生活指导或就医意见，但大部分老年人，尤其是生活可以自理的老年人，没有寻求专业评估的意识，对如何提高自我照护能力尚缺乏认识。那么，老年人怎样评估自我照护能力呢？

妙招在这里

1."九个问题"帮您认识自我照护能力

老年人可以通过回答以下几个问题，进行简单的自我评估，如果发现自己在记忆力、生活自理能力等多方面的能力有所下降，建议到专业的医疗机构进行专业的评估，及早发现问题并尽早干预。

（1）我还能做饭吗？我做饭还像以前一样好吃吗？

（2）我出门散步可以像以前一样走那么远吗？

（3）我自己洗澡、洗头、穿衣都没问题吗？

（4）我的听力下降了吗？

（5）我的视力下降了吗？

（6）我的记忆力下降了吗？

（7）我像以前一样愿意和老朋友一起聊天吗？

（8）我会不会在熟悉的地方迷路？

（9）我能不能把我的想法表达清楚？

2."一张表格"提供专业帮助

专业人员将使用评估工具，帮助老年人评估基本日常生活活动能力。这些评估是客观地评价老年人日常生活能力的指标，通过对老年人的实际情况做出科学合理的判断，为老年人及其家人是否需要别人照护提供准确的指导。

基本日常生活活动能力评估表（Barthel 指数量表）

评估内容	评分细则	得分
1.进食：指用合适的餐具将食物由容器送到口中，包括用筷子、勺子或叉子取食物、对餐具的把持、咀嚼、吞咽等过程	10 分：可独立进食（在合理的时间内独立进食准备好的食物） 5 分：需部分帮助（前述某个步骤需要一定帮助） 0 分：需极大帮助或完全依赖他人	
2.洗澡	5 分：准备好洗澡水后，可自己独立完成 0 分：在洗澡过程中需他人帮助	
3.修饰：包括洗脸、刷牙、梳头、刮脸等	5 分：可自己独立完成 0 分：需他人帮助	
4.穿衣：包括穿／脱衣服、系扣子、拉拉链、穿／脱鞋袜、系鞋带等	10 分：可独立完成 5 分：需部分帮助（能自己穿或脱，但需他人帮助整理衣物、系扣子、拉拉链、系鞋带等） 0 分：需极大帮助或完全依赖他人	
5.大便控制	10 分：可控制大便 5 分：偶尔失控（<1 次／周） 0 分：完全失控	
6.小便控制	10 分：可控制小便 5 分：偶尔失控(<1 次／24 小时，>1 次／周) 0 分：完全失控	
7.如厕：包括擦净、整理衣裤、冲水等过程	10 分：可独立完成 5 分：需部分帮助（需他人搀扶、需他人帮忙冲水或整理衣裤等） 0 分：需极大帮助或完全依赖他人	

8．床椅转移	15 分：可独立完成 10 分：需部分帮助（需他人搀扶或使用拐杖） 5 分：需极大帮助（较大程度上依赖他人搀扶和帮助） 0 分：完全依赖他人	
9．平地行走	15 分：可独立在平地上行走 45 米 10 分：需部分帮助（需他人搀扶，或使用拐杖、助行器等辅助用具） 5 分：需极大帮助（行走时较大程度上依赖他人搀扶，或坐在轮椅上自行在平地上移动） 0 分：完全依赖他人	
10．上下楼梯	10 分：可独立上下楼梯 5 分：需部分帮助（需扶楼梯、他人搀扶，或使用拐杖等） 0 分：需极大帮助或完全依赖他人	

评分标准：

生活自理：100 分，日常生活活动能力良好，不需他人帮助

轻度功能障碍：61~99 分，能独立完成部分日常活动，但需一定帮助

中度功能障碍：41~60 分，需要极大帮助才能完成日常生活活动

重度功能障碍：≤40 分，大部分日常生活活动不能完成或完全需人照料

什么情况下老人需要他人照护？

故事导入：小丽的担忧

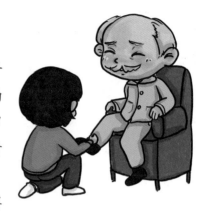

暑假到了，小丽高高兴兴带着孩子回家看望老父亲，半年不见，老父亲的变化令小丽十分不安。父亲今年82岁了，为了不给儿女们添麻烦，一直不肯和子女同住，自己把自己照顾得挺好，整天遛鸟、散步、和老伙伴下棋，忙得不亦乐乎！身体状态和精神状态都很好。可是这一次，细心的小丽却发现了异常：父亲很爱干净，以前总是把家里收拾得井井有条，可是这一次，满屋子物品杂乱不说，还发现了蟑螂，可父亲竟然视若无睹；有一次早上出门买菜，中午被棋友送回来，双手空空，原来出门就忘了买菜的事，还找不到回家的路了，多亏碰见老棋友给送回来了！小丽很担心父亲的生活和健康，于是，和父亲商量接他到大城市与自己同住，可父亲坚决不同意。孝顺的小丽不淡定了，开始担忧父亲的安全、健康及日常生活起居，思考是否需要请专业人员来照顾父亲。

背景知识

随着我国人口老龄化的持续发展和老年人口的日益高龄化，老年人的生活自理能力和长期照护问题日趋突出。寿命延长的同时老年人的生活质量是否也相应得到了提高？延长的寿命在健康的状态下度过，还是丧失了生活自理能力在病床上度过？在中国家庭日益小型化的情况下，老年人的生活自理能力直接影响着亿万家庭的养老和照护，对社会化养老的发展提出了新的要求。生活自理能力的丧失既是老年人的躯体健康问题，又增加了家人的照料压力，了解老年人的生活自理能力是认识老年照护问题的前提。那么，如何评价家中的老年人是否需要他人照护呢？

妙招在这里

老年人的身心健康关系到每一个家庭的和谐幸福，在日常与老年人交流中应密切观察下面几个方面的问题，以便及时发现老年人健康状况的变化。

1. 三个能力不足

（1）生活自理能力不足：生活自理能力是指人们在生活中自己照料自己的行为能力。通常通过对几项基本生活活动的自理程度来衡量老年人的生活自理能力，这些活动包括吃饭、穿／脱衣、洗澡、如厕、上下床和适当修饰自己等，任何一项活动如果老年人不能自己完成都意味着他需要依赖别人的照料。

（2）活动能力不足：活动能力是指维持人体生存所必须的基本活动技能。有走、跑、爬越、跳、支撑和负重等，具体在生活中可以分为两大类：改变和保持身体姿势和运动能力。老年人活动能力不足主要指前者，包括在床上自由翻身、从沙发上起身、平地步行、上下楼梯等。以上任何一项活动如果老年人不能自己完成都意味着他需要依赖别人的照料。

（3）感知觉和人际沟通能力不足：感知觉通俗地说就是"视力、听力、嗅觉、味觉和皮肤感觉"，随着年龄的增加，身体各脏器的衰老，老年人感知觉会出现不同程度的异常，影响老年人的身心健康，如视力差了，容易发生跌倒等意外；皮肤感觉异常会发生烫伤、冻伤等意外。同时，感知觉的衰退也会影响人与人之间的正常交流，如听

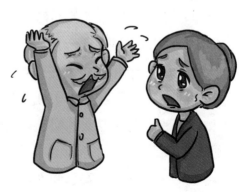

力下降，严重时将导致老人无法正常与人沟通等，均会不同程度影响老年人的身心健康。

2. 两个异常

（1）认知能力异常：认知能力主要包括记忆力和定向力，虽然老年人的思维没有年轻人那么灵活、敏锐，但是差别不会太大。如果老人记忆力丧失非常快，比如刚说过的话，马上就忘记了，甚至有些时候还找不到回家的路，或者思维特别迟钝，一件事情要回想很久，那么很有可能是出现了认知方面的问题，应该每天有人陪着老人，特别是出去散步或者运动的时候，更需要有人陪伴。

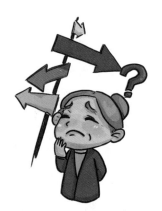

（2）精神状态异常：由于身体的衰老和自理能力的下降，大部分老年人容易有负面情绪，主要有孤独、抑郁、焦虑、无价值感、兴趣丧失等，这些负面情绪从另一侧面影响了老年人的生活质量和躯体健康。因此，当老年人出现情绪低落、精神异常时，对老年人的陪伴和照护就显得尤为重要。

在科学技术发展日新月异的今天，社会养老服务行业也得到了快速的发展，老年人的综合能力评估和照护需求分级越来越科学化、标准化。如果发现家中或周围老人的身心状态出现异常，建议家人尽早带老人到专业的机构，由专业人员进行系统、准确的评估，以便及时发现老人的身心健康问题，并积极寻求专业的照护，对保障老年人身心健康、安享晚年有重要意义。

生活自理的老人还需要别人照顾吗？

故事导入：我能行

王奶奶老两口和女儿住在同一个城市里，老伴儿前年去世了，王奶奶不愿搬家，于是成了空巢老人。女儿女婿平时工作都很忙，想给老太太请个保姆，一来照顾生活，二来说话做伴。但王奶奶认为自己身体很好，能走能动，用不着别人伺候，不需要花冤枉钱，和外人一起住也别扭，请保姆的事就这么暂时搁置了。有一天，王奶奶打算炖个汤犒劳一下辛苦工作的孩子们，中途接到老姐妹的电话就匆匆出门了，把火上炖着汤的事忘得一干二净，等王奶奶再回到家时，屋子里全是煳味，汤锅已经烧干了，险些酿成大祸。事后，王奶奶打电话给女儿说，不服老不行啊，还是请个保姆吧！

背景知识

空巢老人是指没有子女照顾、单居或夫妻双居的老人，分为三种情况：一是无儿无女无老伴的孤寡老人；二是子女在同一城市或地区但与其分开单住的老人；三是儿女远在外地，不得已寂守空巢的老人。我国已经进入人口老龄化快速发展时期，专家预计，到 2030 年我国老龄人口将近 3 亿人，而空巢老人家庭比例或将达到 90%，这意味着将有超过两亿的空巢老人。空巢老人中部分老人生活可以自理，能够自我照顾，但是一旦发生跌倒、疾病等意外，往往得不到及时的处理和救治，长期的沮丧、孤寂、失眠，容易产生悲观情绪，这将极大地影响了老年人的身心健康。怎样让空巢"不空"呢？

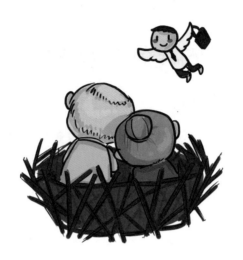

妙招在这里

1. 子女要做到两个"经常"

（1）常与老人联系：教会老人如何使用视频软件，通过网络可以实现视频和语音通话，条件不允许的可以给老人配上简易的老人手机，通过这些现代化设备，每天和老人保持联系。

安装与社区、医院相关联的一键式电话，独居老人建议房间内安装摄像头，便于监护人随时了解老人情况，以便发现异常能及时处理。

购买具有一键式呼叫家人功能的通信产品挂在身上，一旦老人出现意外危险跌倒时，只需要长按按钮便能开启一键呼救功能，家人便会在第一时间接到求救信息并尽快赶来。

给老人准备一张紧急联系卡，外出时随身携带，以便于发生意外时能及时联系家人。

（2）常回家看看：许多"空巢老人"在心理上存在不同程度的焦虑、不安、孤独、失落、抑郁等情绪，这些心理上的问题，并不是子女给予物质就能解决的，需要子女"常回家看看"，精神赡养有时比物质赡养更重要。可以将工作、生活的地点选在离父母近一点的位置，以便增加回家的次数，陪老人聊天解闷、看看电视，了解老人的身体状况，解决生活小问题，给老人更多的陪伴和关心。

2. 老年人的两个"选择"

（1）选择适合的兴趣爱好：老人退休以后，生活的重心由工作转移到家庭，但不要过分关注子女，可以培养自己的兴趣爱好，丰富业余生活，结交朋友，建立自己的朋友圈，做自己想做的事，排遣孤寂生活。积极参加社区组织的老年公益活动、老年活动室等，实现自身价值，提升自我认同感。没有儿女陪伴在身边时，广泛的兴趣爱好可以强身健体，弥补精神需要，调节身心愉悦；朋友的陪伴可以排解不良情绪，也可以彼此间照应。

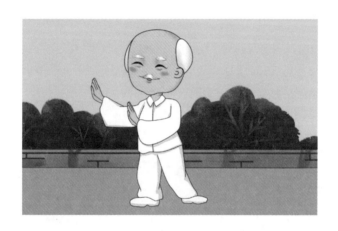

（2）选择适宜的养老方式：近几年国家在大力发展养老事业，推进社区养老、居家养老、智能养老等多种养老模式，老年公寓、敬老院、托老所等机构应运而生，广大老年人，特别是独居老人，可以根据自己的实际情况选择适合自己的养老方式，既能满足日常生活、就医以及精神需要，也可以减轻子女的照护负担，更专业、更科学的养老方式，能够减少老人独居生活中发生的各类不良事件，切实提高老人晚年的生活质量。

古语云"父母之爱子，则为之计深远"，孩子走得再远，始终是父母心中的牵挂。老年人最渴望的不是物质生活的丰富，而是来自儿女的亲情呵护。医疗的进步可以治愈身体上的病痛，却无法抚平老年人心灵上的空虚。每个人都应该把赡养照顾老人当作一件非常重要的事来完成，莫到"子欲养而亲不待"时才后悔莫及。

3.动态观察，及时评估

随着老人年龄的增长，慢性病患病率随之升高，生活自理能力会有所下降，作为子女，应随时关注老人的变化，从细节、从小事判断老年人生活能力是否存在不足，根据严重程度提供相应的生活照料；老人自己，也要关注自身的变化，经常性地回答一下评价自我照护能力的"九个问题"，如果发现异常，及时到医院进行专业评估，听从医务人员的专业指导。

如何为生活不能自理的老人选择照护人员?

故事导入：小王的烦恼——谁来照顾妈妈才放心呢

小王大学毕业后在一家世界 500 强的大公司上班，工作上顺风顺水，业绩一路飙升。最近，公司把出国学习深造的好机会给了他，"人逢喜事精神爽"，难怪他走路都哼着小曲儿！可天有不测风云，妈妈突发脑梗死，住院治疗后留下了右侧肢体活动不便的后遗症。面对生活不能自理的妈妈和慢性病缠身的爸爸，作为独生子的小王思虑再三，决定放弃出国深造的机会，留下来照顾父母，可妈妈坚决不同意，不愿影响儿子的美好前程，小王拗不过妈妈，几番商议后一家人达成协议——请个人来照顾妈妈。小王咨询了亲朋好友、家政公司，还上网查询了相关资料，面对海量信息和良莠不齐的照护人员市场，小王陷入了迷茫：谁来照顾妈妈呢？什么样的人才能把妈妈照顾好呢？

后来，在我们的建议下，小王雇用了经过培训、持证上岗的专业照护师王阿姨。王阿姨专业知识丰富、操作技能娴熟，又善解人意。小王的妈妈也得到了很好的照顾，病情一天天好转，解除了小王的燃眉之急和后顾之忧。

背景知识

国家卫生健康委员会发布的《2019 年我国卫生健康事业发展统计公报》显示，2019 年我国居民人均预期寿命提高到 77.3 岁，已成为世界上老年人口最多的国家。随着年龄的增长，老年人全身各个器官功能开始衰退，常常伴随多种躯体

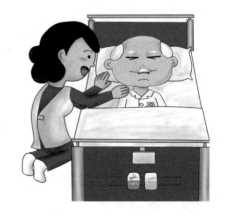

疾病，且病情变化隐匿，加之老年人生理、心理变化的特殊性，使得他们比年轻人面临更多的健康问题和健康需求，增加了照护的复杂性和难度，对老年照护人员的职业素质提出了更高的要求。同时，越来越多的老年人希望享有专业的、多样化、多层次的照护服务。

中国研究型医院学会组织的主题为"发展健康照护师新职业——助力健康中国建设"专场论坛，建议加快建设高素质健康照护师职业人才队伍，切实让健康照护师成为造福百姓、社会欢迎的职业。老年照护师将老年日常生活照料、身心照顾、疾病护理三者技能进行有机结合，其定位是介于家政护理与医疗护理之间，经过系统专业的培训，了解老年人特点以及与老年相关的法律法规，熟悉老年医疗照护知识，掌握老年照护技能的照护从业人员。适合在医疗机构、养老机构、医养结合机构、居家从事老年人照护工作；是在国内现行医院护理员、养老机构养老护理员行业标准基础上的扩充与完善。目前，规范化培训的照护师队伍正日益壮大，成为养老护理行业的发展亮点和必然趋势，那么如何选择素质合格的照护人员呢？

妙招在这里

素质合格的照护师应具备：一个能力、两种职业素养、三项专业技能。

1. 具有良好的人际沟通能力

老年照护是一项长期的工作，与老年人接触频率最高、时间最长的是照护人员。老年人记忆力下降，思维反应迟钝，语言和行为能力变差，从而导致人际交流能力下降。而良好的沟通技巧是人际关系的润滑剂，照护人员需要掌握适宜的沟

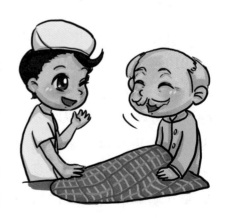

通技巧，主动、耐心地与老年人沟通，确保准确、全面地了解老年人的身心健康状况，为采取合适的照护措施提供重要依据。

2.具备两种良好的职业素养

（1）具备良好的照护职业道德：关爱长者，不仅是一种美德，更是一种义务与责任。"老吾老以及人之老，幼吾幼以及人之幼"，尊敬长者是中华民族的传统美德。老年照护者承担着照顾老人、为老人服务的一线工作，任务光荣而艰巨。可以说关心长者的今天，就是关心自己的明天。老年人在生理、心理、社会适应功能等方面有其发展的特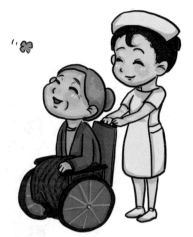殊性，相对于年轻人有更多的健康问题和需求，对照护人员的依赖性较大。加之老年人生理和心理变化复杂，给老年照护工作增加了一定的难度。因此，照护人员要自觉加强医德修养，以崇高的职业道德和强烈的责任心关爱老年人，不论其地位高低，都应一视同仁，以充分的爱心、耐心对待老人，尊重老年人的人格和权利，维护老年人的尊严。

（2）具有较强的自我调节能力和身体素质：老年照护是一项崇高而辛苦的工作，照护人员只有保持自身良好的身心健康状态，才能为老年人提供优质的服务。照护工作通常持续时间较长，工作内容较单调，易引起倦怠感，照护者要合理安排自己的生活，保持稳定、愉快的情绪状态，不将不良情绪带入工作中，必要时寻求外界支持。同时，在照护过程中，照护者要适当了解和遵循人体力学原理，避免不合理的照护姿势，造成自己身体损伤；还需注意锻炼身体，保持良好的健康状态。

3.具备三项过硬的专业能力

（1）具有常用的医学知识：老年人往往是多种躯体疾病共存的，

并发症多、后遗症多，心理状态多变而复杂，因此老年照护人员必须秉承"全人照护"的理念，经过规范专业照护知识培训，将其融会贯通，在照护中全系统、全方位地考虑和处理老人的身心问题。

（2）具有熟练的操作技能：熟练掌握各项照护操作技能，比如喂饭、洗澡、协助排便、使用轮椅等，切实解决老人的生活问题，帮助老人实现健康的需求。

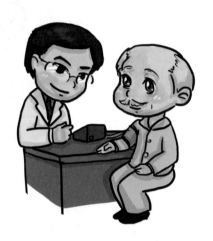

（3）具有敏锐的观察力、正确的判断力和简单的急救处置能力：老年人机体代偿功能较弱，健康状况复杂多变，但老年人本身对疾病的反应能力较差，有些老年人甚至很难用语言准确描述自己的不适。因此，要求照护人员具有敏锐的观察力和准确的判断力，能够及时发现老年人身体、心理的异常和各种细微变化，对老年人的健康状况作出正确判断，尽快采取正确有效的措施，解决健康问题，保持良好的生活质量。

总之，我国人口老龄化进程不断加快，照护人员需求量持续增加。素质合格的照护人员，不仅能为老年人提供各种必要的生活服务和医疗服务、满足其物质生活和精神生活的基本需求，而且能帮助老年人延缓衰老，减轻慢病带来的失能和痛苦，延缓慢病进程、维持其器官功能、促进身心康复，使老年人有质量、有尊严地融入社会生活。

健康与运动

老人穿衣服有什么讲究？

故事导入：穿衣有风险，老人需谨慎

一位 80 多岁的老奶奶由老伴陪同在 120 急救人员的护送下前来就诊。老奶奶主诉腿部疼痛，急诊护士详细询问病情，得知老人在起床穿衣服时不小心蹲坐在地上。X 线拍片检查结果显示老奶奶股骨颈骨折。本是穿衣的小事，竟然给老人带来如此大的伤害。

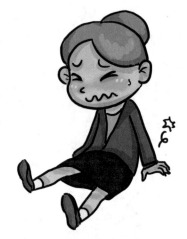

背景知识

随着社会老龄化的到来，家庭结构随之改变，老年人独居成为常态化，独居老人除了子女不在身边外，还面临独居背后的各种难题，如日常生活的衣食住行、购物就医等大小事务。随着年龄的增长，老年人体力衰退，平衡能力降低，肢体柔韧性、关节的灵活性变差，衣着与健康的关系越来越受到关注，根据不同老人的特点，选择合适的衣服，对身心健康、延年益寿大有好处。老年人的穿着，不仅要注意舒适安全，还提倡穿好，适应潮流和时尚。那么，老年人的穿着有哪些具体要求呢？

妙招在这里

1. 老人穿衣六字诀：重三"性"、忌三"紧"

（1）舒适性：老年人穿衣应选择宽松、舒适、合体的衣物，最好以棉织品为主，应避免穿着化学纤维等材质衣物引起老人皮肤瘙痒、不适。内衣宜选用柔软、吸水性强、透气性好的棉织品。

（2）保暖性：随着年龄的增长，老人身体免疫力降低，体温中枢调节功能降低，尤其对冷的抵抗力和适应力降低，因此穿衣最重要的就是要注意保暖功效，避免因天气变化，引起感冒、发热等。

（3）方便性：老人动作缓慢，穿衣时，最好选择穿脱方便，款式简单，避免纽扣过多的衣物；可选择前开襟上衣，松紧带裤子，尽量不选择套头的服饰；同时避免穿着过长的裙子或裤子，避免袖口过宽，裤脚以收口为佳，以免带来跌倒风险。

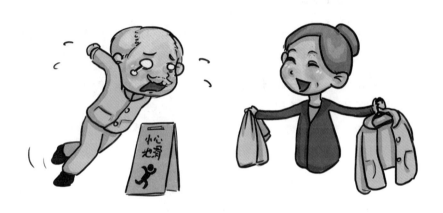

（4）忌领口紧：领口紧会影响心脏向头颈部运送血液，压迫颈部的颈动脉窦压力感受器，通过神经反射引起血压下降和心跳减慢，使脑部发生供血不足出现头痛、头晕、恶心、眼冒金星等症状，尤其是患有高血压、动脉硬化、冠心病、糖尿病的老人很容易发生晕倒。

（5）忌腰口紧：腰口紧不仅束缚着腰部的骨骼和肌肉，影响这些部位的血液流通与营养供应，而且会产生腰痛的感觉。另外，过紧的腰口有可能影响肠胃蠕动，不利于老年人的消化吸收。因此，有腰部疾病和肠胃疾病的老年人更不能长期穿腰口紧的裤子。

（6）忌袜口紧：袜口紧会使血液不能顺利流向脚部，也不能使脚上的血液回流入心脏，时间长了便会引起脚胀、脚肿、脚凉、腿脚麻木无力。俗话说：养树护根，养人护脚。说的就是这个道理。

2. 老人穿鞋无小事

老人穿鞋以"舒适、保暖、防滑"为宜。俗话说：寒从脚下生。双脚是血管分布的末端，且皮下脂肪比较薄，保温作用较差。老人由于末梢血液循环较年轻人差，脚更易冷。双脚受凉会反射性引起鼻黏膜收缩引起感冒症状，有时还会引起腹泻、腹痛等症状。因此，老人宜选合脚、保温、透气、鞋底有防滑功能的鞋子。尽量不穿鞋底太薄、无防滑功能的鞋。

3. 穿衣姿势要稳妥

老年人忌站立穿衣。多数老人平衡能力减退，且多有慢性疾病（如糖尿病、高血压等），如果站立穿衣，极易跌倒。因此，老人穿衣姿势要稳妥，应坐在床边或沙发上，双腿穿好后再起身，穿裤子时严禁以单腿站立蹬另一裤腿。

卧床老人适合穿什么样的衣服？

故事导入："衣"念之差

许阿姨与老伴感情深厚，退休后是老年大学模特队队员，平日非常注重穿衣打扮，保持良好的型体状态，身边人都说许阿姨不像70岁的人。非常不幸的是，一天在家中打扫卫生时，许阿姨踩着凳子擦衣柜顶，一不小心，失去平衡摔了下来；到医院检查后，被诊断为"腰椎压缩性骨折"，需要卧床3个月。从医院回家后，社区护士小王登门访视，赶上老伴正准备为许阿姨擦拭身体，只见衣着讲究的许阿姨穿了一套漂亮的真丝睡衣，但睡衣没有任何弹性，老伴为许阿姨脱下来非常费劲，勒得许阿姨身上一道道红印，老伴和许阿姨都累得够呛，出了不少汗。这样一来，许阿姨的衣服更是脱不下来。看到这一切，护士小王便从卧床老人的穿衣方面为二位老人进行了详细的讲解，手把手指导两位老人穿衣，两位老人也觉得受益匪浅。

背景知识

对于卧床老人来讲，如果不注意衣物的细节部分，就有安全隐患，如衣扣、拉链导致皮肤破损，不透气的衣料材质导致皮肤病等，甚至对老人的日常照护造成诸多不便，所以应从老人的生理需求、心理需求、体态特点等方面出发，选择合适的衣物，既要让老人感觉舒适，又要让照护者感到便利，最终提高卧床老人的生活品质。那么卧床老人应该如何穿着呢？

穿衣妙招

1. 原则上衣裤宽大、轻软、不宜过紧
卧床老人穿衣的总原则：衣服宽大、轻软、保暖、合体、不宜

过紧。

2. 样式上"两个不宜，一个要"

（1）不宜有的设计：不宜穿带衣领、带袖扣、束裤腿的衣服。

（2）不宜有的配饰：不宜穿有纽扣、粘扣、裤钩、拉链、腰带等配饰的衣服。

（3）一个要：要穿对开襟的衣服，方便照护者穿脱。

3. 贴身衣服棉制造

卧床老人最好穿着材料透气、吸汗易清洗的棉布衣或棉织品衣物，不宜穿化纤材质的衣服。因为化纤衣料中的静电对皮肤有刺激作用，而且化纤材质的衣服不吸汗、不透气，容易引起老年人皮肤瘙痒，时间长了会导致皮肤病发生。

4. 半失能老人多"设计"

有些老人尽管上肢及手部动作灵巧度较差，但还能自行完成部分穿衣动作，这时不建议照护者全部代劳。照护者协助并鼓励老人自己动手，宜给老人选择穿着宽松的、易穿脱的衣服，选择有粘扣或松紧带的衣物，以取代有纽扣、拉链的衣物，也可在衣裤适当位置缝上易拉套环，方便穿脱时勾拉，方便手指动作或肌力不足者穿衣。

5. 内衣、内裤看需求

有人会讲，老人天天在床上躺着，为了方便照顾，不需要穿内衣内裤。这种观点不是绝对正确，当卧床老人意识清楚，有尊严的需求时，还是要满足老人的需求。所以，贴身内衣裤的选择很重要，以下几项原则可以为照护者做选择时参考：

（1）内裤宜宽松舒适，不要穿过紧的内裤，最好为纯棉制品。

（2）出汗后及时更换内裤，以免内裤潮湿，滋生细菌，导致尿道、阴道感染。

（3）最好选择浅色的内裤，因为深色大多是染色剂染出来的，染料多少会有些毒性，而太白的内裤则有过度漂白的可能，化学物质和皮肤接触后，可能会被吸收。因此，浅色的内裤相对安全。新购买的内裤应先用清水洗一遍，可洗去衣物表面的化学物质。

6. 勤换洗保健康

卧床老人的衣服要每周更换、清洗，夏季出汗多时应增加更换频率，遇有因喂食、漏尿或其他原因致衣服脏、湿时，应随时更换。整洁无异味的衣服，不仅可以减少皮肤刺激，还能愉悦老人的心情，提高老人的生活质量。

换下来的衣服可用无味的中性洗涤剂进行清洗，如衣物被菜渍、尿渍等弄脏，要延长浸泡时间或用衣领净、爆炸盐等强力洗涤剂，并冲洗干净，避免洗涤剂残存而刺激皮肤。

7. 安全更衣要学会

（1）照护者要注意全程为老人保暖，防止感冒。

（2）全程关注老人的安全，防止出现坠床、磕碰等意外；更衣时要扶稳老人、托住老人的大关节或肢体保持稳定，不要只扶手指等远端部位。

（3）不要过分牵拉老人肢体，以免出现脱臼的情况。

（4）更换衣服的顺序为健脱患穿。具体讲就是脱衣服时先脱健康的一侧，再脱患病的一侧；穿衣服时则相反，先穿患病的一侧，再穿健康的一侧（输液时，在现场有人协助的情况下，脱衣应先脱没有输液的一侧，穿衣服应先穿输液的一侧）。

（5）换好衣服后要将各部位的皱褶都拉平，重点是要检查老人背腰部和臀部衣物，以免衣物不平，造成老人皮肤损伤。同时要协助老人处于舒适卧位。

老人最适合什么运动？

故事导入：爬山观风景，老人需慎行

61岁的齐阿姨喜欢爬山健身，可是每次爬山后都会有几个星期腿疼，但是她并不在意，认为岁数大了腰腿疼在所难免。最近，春光明媚，她又去爬山了，这次回来后，明显感觉膝关节疼痛，并且不能完全伸展，关节僵硬，活动膝关节时还出现响声，一个星期都无法下床活动，需要家人照顾日常起居，心情烦透了。

到医院检查后才发现，因为齐阿姨以前经常爬山，导致关节之间的"软骨垫"（即半月板）明显损伤，都已经被磨平了，同时还伴有关节积液。医生告诉齐阿姨："半月板就像个软垫，它用来分散膝关节承受的重量，像爬山、上楼梯这样的动作，膝关节所受到的压力是平常走路时的4~5倍，会让半月板磨损加重，时间长了，软骨就会全部磨光，导致两个关节之间的骨头互相摩擦，所以在爬山后会剧烈疼痛，严重时需要人工关节置换手术才能解决。"听了这一席话，齐阿姨再不敢怠慢自己的膝关节了。

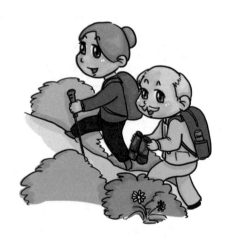

背景知识

生命在于运动！经常运动好处多：①运动可以强身健体，消除体内多余的脂肪，强化肌肉的力量，塑造良好的身体形象；②运动可以锻炼人体的脏腑功能，尤其心血管系统、呼吸系统功能，提高人体免疫力且预防疾病的发生；③运动可以缓解人体压力、愉悦心情，很多经常运动的人均拥有开朗的性格；④运动可以促进人体钙的吸收，尤其老年人经常运动，能够有效防止骨质疏松的发生等。

美国老年病学会前任主席及斯坦福大学医学院临床副教授华尔特·M.鲍兹（Walter M. Bortz）医生说，如果定期做运动，会让你在60岁以后依然能够轻松应付每天的工作和家务——而且还能够让你看起来更有活力。事实上，坚持锻炼能够帮助老年人保持健康的身体和良好的自理能力。

当然，运动一定要采取科学、正确的锻炼方式，不可急于求成，否则对人体的关节、肌肉均有可能产生一定损伤。其实，只需要做适量的运动，就可以促进健康了。进行一些不太剧烈的运动，像打保龄球、打高尔夫、种花养草，还有散步都能改善身体状况。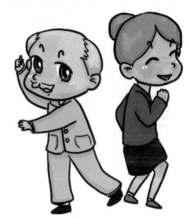

鲍兹医生说："现在开始运动绝对不算晚。在今后的生活中，你若是更多地运动，就一定会变得更健康。"那么，老年人究竟适合哪些运动呢？

妙招在这里

定期运动可以延缓许多自然衰老现象。其实，每天固定20分钟的运动，就能够使骨骼、心脏和肺发生奇妙的变化。

适合老年人的运动有如下几种：

1.散步

散步是最适合老年人的运动，是最简单的耐力练习活动，只需要一双舒适的鞋子就可以了。经常步行锻炼，能够增强肌肉的耐受力，促进血液循环，增强腰腿肌力，减少背部和腿部肌肉发生抽筋与僵硬的现象，并能调节各器官功能。建议老年人选择天气晴朗时，在平坦、无坑洼、坡度小、人少的路面散步，散步时长45分钟左右，或者里程不超过3千米，以身体发热、略微出汗为宜，每天1~2次。要强调的是，老年人不宜倒着走路和在马路边散步，因为老年人的视力、平衡能力、反应能力明显下降，如果倒着走路，可能会引起意外事件的发生；并且马路上有大量汽车尾气，同时还有灰尘等空气悬浮物，长期吸入会影响健康。

2. 骑车

与散步相比，骑车对关节的压力更小，是大多数老年人可选择的理想运动方式。老人尽量选择在户内进行此项运动，故可以借助一台固定的骑车机在室内进行锻炼，如果身体有平衡问题，这项运动将是一个很好的选择。不建议老年人骑车外出，因为老年人反应速度慢，遇到突发情况处置不当会造成跌落、受伤等不良事件。

3. 游泳

游泳是一项基础的、温和的、不剧烈的耐力运动，对于关节炎患者，在恒温水中游泳是一个好的选择，它能够减轻关节疼痛，并保证身体得到锻炼。游泳速度必须达到能加快心脏跳动速率为最低标准，这样才能达到锻炼效果。但是，老年人游泳运动强度不宜过大，即不能快速游泳，因为快速游泳身体耗氧数量加大，极易导致缺氧、头昏头晕现象出现；尤其是患有心脏病和高血压的老人，强度过大的快速游泳会导致心率或血压升高从而发生意外。

4. 太极拳

太极拳动作柔和，是一种缓慢的、脑力与体力相结合的运动形式，而且可以根据个人的体质来选择不同的架势和运动量，"静中有动，动中有静"，可适应不同年龄、体质老人的需要。打太极拳可以帮助老人协调平衡能力，对身体的柔韧度也有帮助，同时还能增加身体的灵活性，减少跌倒的风险。

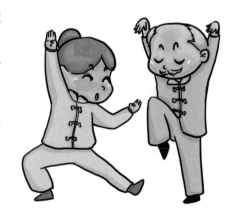

5. 跳舞

无论是参加舞蹈队还是跳广场舞，都是非常有趣的有氧运动，它不仅能提高身体平衡能力、协调能力和肌肉的耐受力，而且使骨骼和关节得到一定的锻炼，可以刺激骨骼的生长与成形，这对于患有关节炎的老人来说，也是可以接受的运动方式。随着音乐，老人身体舞动起来，全身的细胞都在运动；跳舞还可以陶冶情操，让老人们热爱音乐，重燃对生活的热情。

6. 慢跑

慢跑是一种中等强度的有氧运动，以较慢或中等的节奏跑完一段相对较长的距离，以达到热身或锻炼的目的。一次锻炼以不超过30分钟为宜。慢跑对于中老年人保持良好的心脏功能、防止肺组织弹性降低、预防肌肉萎缩等，都具有积极的作用。

运动照护：安全地进行运动锻炼

1．运动时老人最好穿舒适的运动服，或宽松、透气的衣服，佩戴合理的运动装备，比如身体状况较好的老人，如果选择户外骑车运动，就应该在运动时佩戴头盔。在每次运动时，穿着合适的运动鞋。

2．在开始运动前，老人要先进行热身准备活动。慢慢地走一走，伸展一下身体，摆动双臂，或者做类似的活动，持续两分钟左右，之后再开始进行连续的运动，并逐渐加快速度。

3．在进行器械练习之前，一定要对运动器械做认真的检查，如跑步机，以保证器械运转正常。

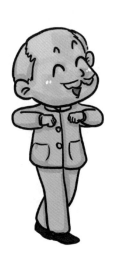

4．避免在极其炎热和潮湿的环境中进行运动。老人在运动之前补充足够的水分，以防止在运动中出现脱水现象；避免在冬日寒冷的早晨外出运动锻炼，因为凌晨3点至8点是老年人心脏疾病

的危险期，加之寒冷会引起血管收缩，此时血压为全天最高，在此时间段老年人易中风（脑血管意外）、猝死，因此这个时间段如进行不恰当的锻炼，特别容易发生意外。

5.锻炼要循序渐进，运动强度要适当。如果老人运动时感到发热、微汗，运动后轻松、舒畅，说明运动量适当；如果运动时出现头昏、胸闷、心慌，运动后食欲减退、睡眠不好、明显疲劳，说明运动量过大，需及时调整运动量。

6.家中要自备一台电子血压计，老人在运动前、中、后要做好心率、血压监测，确保运动安全。避免在运动时过于兴奋，不能一边与别人说话，一边运动。如果在运动中感到胸口疼痛或者气短等不适，就应该停止运动。

7.糖尿病患者进行运动的合适时间是餐后1小时，要注意的是，不要在空腹或饥饿的时候运动，而且运动时要准备好饼干以及糖果等食物，一旦出现了低血糖症状如心慌、手抖、出冷汗、无力、头晕等症状应及时进食，必要时就医检查。

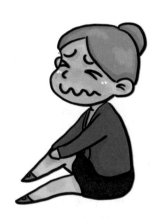

心脏不好的老人只能静养吗？

故事导入：心梗后患者绝对静养害处多

王先生今年53岁，是一家国企职工，平时应酬多，生活不规律，吸烟几十年了，平时身体还算硬朗。但有一天，在繁忙的工作中突发心前区闷痛难忍，伴大汗淋漓，同事及时将他送到医院，被诊断为"急性前壁心肌梗死"（简称心梗）。经过及时抢救，放置了心脏支架，开通了梗塞的血管。一周后，王先生顺利出院。

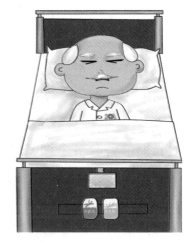

但这次死里逃生的经历，让王先生心有余悸，出院后患了"运动恐惧症"。他想，自己是心肌梗死过的人，虽然得到了及时的救治，但毕竟心脏已经梗死过了，受伤的心脏还能经受得住运动的考验吗？于是王先生出院后谨慎小心，服药规律，还特意办理了大病提前退休，平时在家卧床休息，以静养为主。

一个月后，王先生常常感到胸闷，心前区刺痛，对身体上的任何不适焦虑不已，并出现食欲减退、全身乏力、动则气促的表现。为此到医院看专家门诊，所有检查结果都在正常范围，不考虑血管再梗塞及心力衰竭的可能。家里人也感觉奇怪，老王没有累着啊，静养休息得那么好，怎么还出现不适症状呢？其实，这是绝对静养对身心带来的不利影响。像王先生这样的心脏病患者非常常见，主要是对心肌梗死后是否能够运动的理解存在误区。

专家对王先生多次门诊随访，对其运动锻炼进行了详细的指导，建议他适度运动，放松心情，还给王先生开了运动处方。王先生遵守运动处方，听从了医生的建议，科学运动，学习了太极拳、

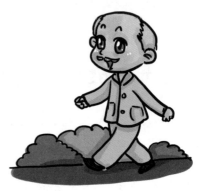

弹力带操，并坚持每天早晨去公园散步，循序渐进，运动量逐渐增加，3个月后，王先生的种种不适症状完全消失。

背景知识

一个多世纪前，心梗患者被要求卧床2个月，以后逐步将卧床时间缩短为6周，然后到4周，直到今天，心梗患者只需要绝对卧床1~3天。传统观念认为心血管疾病应该尽量多静养、少运动。但长期静卧会带来许多严重问题，如可能会导致肺部感染、下肢深静脉血栓、身体虚弱、肌肉萎缩、情绪抑郁等，引起疾病复发或并发症。

随着社会不断进步和医学科技的逐步发展，人们开始认识和体会到，科学运动疗法大有裨益。有文献报道，无论男女，在首次心脏病后保持活跃好动，可大大减少早逝或第二次心脏病发作的概率。有研究表明，在第一次心脏病发作后保持活跃态度的患者，日后死于心脏病发作或出现第二次非致命心脏病发作的机会，比不活跃的患者降低六成。

与坚持运动的老人相比，不爱运动的老年人，其心脏功能较弱，肌肉相对无力，肺功能比较虚弱。缺乏定期的运动还容易使60岁以上老年人患骨质疏松症。大量医学研究的证据表明，不健康的生活方式，尤其是身体惰性，是心血管发病机制中的重要因素。

现代心脏康复措施包括药物、营养、运动、心理和戒烟五大处方，是效果最理想的全程医学干预，其中以运动的疗效尤为突出。当然，前提是要有风险评估、科学的运动处方和专业的指导。适度合理、循序渐进的运动，可以增加心血管的储备能力，减少心肌耗氧量，促进冠状动脉侧支循环形成，增加心肌毛细血管密度。运动后机体儿茶酚胺水平降低，室颤阈值提高，可降低心律失常和猝死的风险。同时，运动还有助于情绪调节，可改善由于情绪因素导致的非特异性症状，如心前区刺痛感、胸部烦闷不适等。因此，心脏病康复需要静卧、静养是误区，心脏病应当静养已经成为历史，心脏病患者早期活动已成共识。心脏不好的老人应该如何运动呢？

妙招在这里

1. 冠心病经皮冠状动脉支架植入（PCI）术患者心脏运动康复的指导

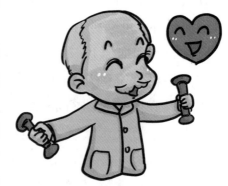

（1）对冠心病 PCI 术一期康复（院内康复期）的老人，要打破绝对卧床的传统观念，适当活动，以减少或消除绝对卧床休息带来的不利影响。冠心病老人发病 1 周后开始（病情稳定后）运动，运动量控制在心率比安静状态下增加 20 次左右，且老人感觉不太费力为宜。从被动运动开始（如帮助患者活动手指或脚的关节，避免血栓形成），逐步过渡到坐位、床旁站立、床旁行走，病室内步行以及上一层楼而不出现心绞痛等症状，一旦出现不适症状应立即停止运动，报告医生处理。

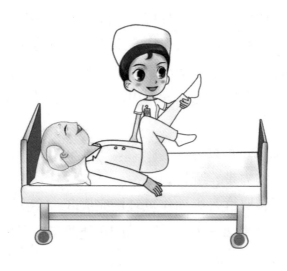

（2）对冠心病 PCI 术二期康复（院外早期康复，即门诊康复期出院后 1~6 个月）的患者，在确保安全的前提下，经心肺运动试验或 6 分钟步行试验后，医生根据结果开具运动处方，在心率血压监护下（如带运动手环、可穿戴背心或在运动前、中、后监测心率和血压），从低水平训练做起，使体力逐渐恢复到患病前状态。常规每周 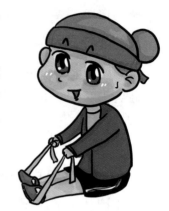 3~5 次，在照护者进行心率、血压监护下进行中等强度运动，此阶段为支架植入术后老人康复的核心阶段。运动项目包括有氧运动、阻抗运动、柔韧性训练、平衡性及协调性训练，康复项目可选择散步、医疗体操（弹力带操、太极拳、八段锦）等，每次持续 30~90 分钟（准备活动 5~10 分钟，主体训练部分 30~60 分钟，包括有氧运动和弹力带、哑铃等阻抗训练，放松运动 5~10 分钟；中间每部分休息 5 分钟），以老人运动中自感稍累，以微微出汗为宜。老人也可根据体力情况做家务、园艺活动或在家庭临近区域购物等。

（3）对冠心病 PCI 术三期康复（院外长期康复）的患者，需要进一步巩固二期康复成果，维持已形成的健康生活方式和运动习惯，控制肥胖、高脂血症、高血压、高血糖等危险因素，运动方式可采取有氧运动，如步行、游泳、跑步、骑自行车、打太极拳等。运动量以低中等量、微微出汗，不引起气喘、心慌、头晕等为判断指标。

2. 冠心病阻抗运动处方

运动形式：弹力带、哑铃。

运动强度：各肌群每组动作可轻松完成 8~12 次。

持续时间：每次 20~30 分钟，每 10 分钟左右间歇 30 秒钟。

运动频率：3 次／周。

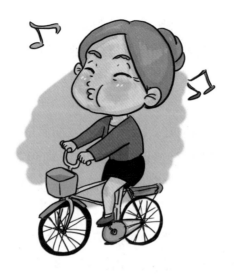

注意事项：①以大肌群（如腿、躯干和上臂）为主，进行缓和的全关节范围内的阻抗运动。②弹力带阻抗运动进行力量训练一般至少在（PCI）术后3周，且连续2周有照护者监测血压、心率的条件下进行有氧训练；心肌梗死老人至少于术后5周，且连续4周在有照护者监测血压、心率的情况下进行有氧训练。③训练前必须有5~10分钟的有氧运动热身，使心血管及四肢关节、韧带、肌肉渐渐适应。切记运动过程中要正常呼吸，不要憋气。训练后要有5~10分钟的放松运动，缓解消除疲劳，促进身体恢复。

哪些心脏病需要暂时静养呢?

不稳定型心绞痛、心功能IV级，未控制的严重的心律失常、未控制的高血压等，应暂缓康复运动治疗。

3.心脏不好的老人居家运动照护注意事项

（1）照护人员必须保证训练活动中的安全性，在老人身体状态良好情况下锻炼，运动前、中、后测量心率、血压，坚持记录，自我监测，以便为专业人员调整运动处方提供依据，确保运动安全。

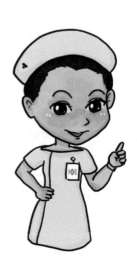

（2）如遇感冒或发热，须在症状和体征消失 2 天后方可恢复训练。在寒冷和炎热的天气要相对降低运动量和运动强度。必须关注负荷强度和动作质量、协调性，及时纠正，避免跌倒、骨折和加重关节损伤。

（3）衣着宽松、舒适、透气，穿运动鞋。

（4）遵守运动处方，保证每次训练均包括准备部分、主体部分和放松部分，起到预防损伤、提高锻炼效果、消除疲劳、促进身体恢复的作用。

（5）老人运动锻炼必须在照护人员看护下完成。照护人员应观察老人完成运动时的表现，如出现呼吸频率过快，要提醒其放慢速度或减小动作幅度。

（6）在实施运动处方的过程中，照护人员需根据老人的表现，灵活应变。当老年人感觉完成动作较困难时，应立即做出调整，选择与老年人的活动能力相适应的动作或有相似功能，但强度和难度较小的动作，循序渐进，避免出现运动中损伤或降低老年人自信心的情况。

（7）运动锻炼要与老年人的喜好一致。有的老年人喜欢音乐，可以制定整个训练在音乐配合下完成的活动方案；有的老年人则喜欢跳广场舞、太极拳或跑步，主体部分可以进行自己喜好的项目。只有使运动锻炼变得有趣，老人才容易做到持之以恒。

（8）随身携带硝酸甘油，运动时发现心绞痛或下列症状应停止运动，如上身不适（包括胸、臂、颈等部位酸痛、烧灼感、缩窄感或胀痛）、无力、气短或骨关节不适（关节痛或背痛），应及时就医。

（9）餐后不宜剧烈运动；避免竞技性运动。

慢性支气管炎老人该如何运动？

故事导入：老慢支最怕寒冷的冬天

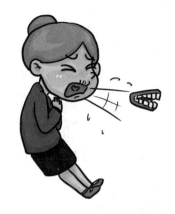

64岁的王阿姨曾因反复咳嗽、咳痰、喘息，被确诊为老年慢性支气管炎（俗称老慢支），在医院精心治疗和家人的照料下，病情恢复得很好，很快就出院了。初冬的天气慢慢变寒冷，王阿姨也没有明显的不适症状。一天，王阿姨和几个老朋友相约一起到公园走走，为了让老人开心，家人们也没有阻拦。这一天，虽然阳光很好，可毕竟入冬了，微风吹来还是有些寒冷。游玩了一天回到家里，晚上王阿姨就感觉有些不舒服，低热、咳嗽、气短，家人急忙把阿姨带到医院。医生诊断为慢性支气管炎急性发作，可能和受凉有关，并叮嘱王阿姨冬季外出一定要注意保暖，围上围巾、戴上帽子，不要长时间在户外逗留，预防感冒，同时不要做剧烈运动。听了医生的话，王阿姨可不敢再大意了。

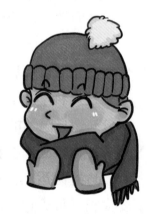

背景知识

老年慢性支气管炎（俗称老慢支）是一种发生在气管、支气管黏膜及其周围组织的慢性非特异性炎症。该病的发生与吸烟、吸入有害气体或有害颗粒、病原菌感染、免疫因素、气候变化等有关，起病缓慢，病程较长。临床表现为咳嗽、咳痰或伴有气短、喘息等，发作具有一定的季节性特点，在寒冷的冬季最易复发，这是因为寒冷可使呼吸道局部小血管强烈收缩、痉挛，造成呼吸道黏膜免疫力和抵抗力下降，细菌和病毒易入侵，从而引起老慢支急性发作。据统计，我国50岁以上中老年人慢性支气管炎发病率为

15%~30%。对于一些比较严重的老慢支患者，还可并发肺气肿、肺心病等。老慢支是冬季中老年人的常见病，如不及时治疗，会对健康造成极大的影响。因此，老年人冬季应做好自我保健，除注意防寒保暖、防止感冒外，还要积极进行适量的运动，锻炼肺功能，提高自身抵抗力和免疫力。那么，老慢支患者该如何运动呢？

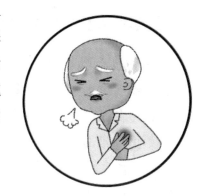

妙招在这里

慢性支气管炎的老人在疾病治疗期间应该适当的运动，参加一些有效的肺功能训练，进行运动康复，增强体质，但不能运动过量或者长时间运动，否则会引起呼吸不畅或气喘，对慢性支气管炎的治疗也会有一定的影响，易导致疾病反复发作。究竟做哪些运动、如何运动才能对疾病治疗有好处呢？

1. 选择科学的运动康复方案

（1）选择温和的运动项目：应以有氧运动为主，比如散步、慢跑、打太极拳或做老年操，以提高免疫力，避免支气管炎反复发作。

（2）控制运动的时间：老年慢性支气管炎患者每次运动时间不要太长，每天运动时间大概在 20 分钟，以强身健体，运动时间过长会加重心脏负担，使病情加重。

（3）控制运动的量：患者在治疗疾病期间不要过度运动，运动过量或者剧烈运动，比如长跑、跳跃、踢足球等，要尽量避免。剧烈运动会消耗大量的体能，使患者呼吸加快，引起气喘，很容易使呼吸道黏膜发生损伤，进而引发急性炎症，使病情加重，导致支气管炎反复发作，进而引发阻塞性肺气肿，导致肺功能下降。

2. 呼吸功能锻炼

呼吸功能的锻炼应以胸式呼吸、腹式呼吸和简易呼吸操为主。腹式呼吸法和缩唇呼气法能加强胸肌、膈肌的肌力和耐力，简便易行。可在家中随时进行。呼吸时应尽量加深呼吸，尽可能用鼻吸气用口呼气，这样可使肺充分而全面地换气，改善肺功能。每日练习2次，每次20~30分钟。

（1）腹式呼吸锻炼方法：患者取立位、坐位或平卧位，初学时多用平卧位。两膝半屈（或膝下垫小枕），使腹部放松。两手自然贴于腹部；用鼻缓慢吸气时，膈肌最大程度下降，腹肌松弛，双手感觉腹部向上抬起到底；呼气时，腹肌收缩，双手协助腹部下降，膈肌松弛，膈肌随腹腔内压增加而上抬，尽力将气呼尽，每天进行5~10次这样的动作训练。腹式呼吸锻炼每天2~3次，每次10分钟左右。

（2）缩唇呼气的方法：患者呼气时腹部内陷，胸部前倾，将口唇缩小（呈吹口哨样），尽量将气呼出，以延长呼气时间，同时口腔内压增加，传至末梢气道，避免小气道过早关闭，改善肺泡有效通气量。吸气和呼气时间比为1：2或1：3，尽量深吸慢呼，每分钟7~8次，每天训练2次，每次10~20分钟。

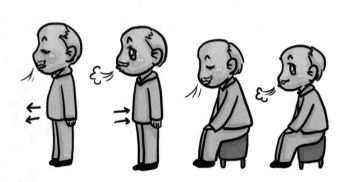

3. 老慢支运动康复的几点注意事项

老年慢性支气管炎患者的锻炼目的是：增加呼吸肌的活动和气体交换能力，改善肺功能，增强身体素质，提高机体抵抗力。

（1）合理安排运动时间：运动时间不宜太早或太晚，且要选择空气良好的环境运动，并选择好外出时机，应在天气较为暖和、风小、无雨雪等情况下外出锻炼，把晨练定在早晨 8:00~9:00，晚练时间定在下午的 4:00~5:00，这时身体的力量和耐力处于相对最佳的状态，锻炼效果最好。

（2）推荐合适的运动项目：最好的运动项目是散步。步行是一种方便、简单易行的全身运动，双腿走动和双臂摆动的时候，增加了肺活量，从而改善肺功能。老人可以根据自己的身体状况，决定步行的速度。快走：每周 3~4 次，每次 2~4 千米，时间 20~30 分钟，以不感到疲劳为宜。

（3）运动强度：循序渐进，确保安全。老人开始锻炼时，一般运动强度为运动后每分钟最高心率 100 次左右，可逐步过渡到中等强度运动量，即运动后每分钟最高心率 120~130 次。

（4）室内运动：如果冬天寒冷，较长时间不能外出时，也不能只是在家里坐着不动，可在家中做呼吸操，即先深吸气，适当憋气后再缓慢呼吸，每次做 10~15 遍，每日 2~3 次。呼吸操利于排痰，预防老慢支急性发作。

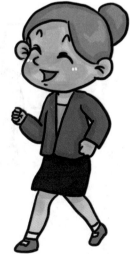

饮食与服药

老人需要减肥吗?

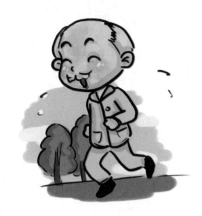

故事导入：肥胖是健壮吗

王大爷退休了，为打发时间，也为照顾好家人，开始研究各种美食，尽情发挥厨艺。王大爷认为吃好了才有抵抗力，所以他每天都变着法做各种食物，从煎炸蒸炒到烧烤烘焙，王大爷是样样精通，他的厨艺得到了全家人的认可，自己美滋滋的。可没过几个月，问题就来了，王大爷的体重竟然长了十几斤，腰围大了好几圈。家人和老朋友们都劝王大爷赶紧减减肥，可王大爷却说："胖了抵抗力强，这样挺好！"直到前两天头晕到医院检查，才发现王大爷不但血压、血脂高了，各项代谢指标都超过正常，医生告诫王大爷，再不减体重有可能会引发心脑血管疾病，王大爷这才知道问题的严重性，下决心开始减肥。

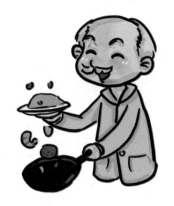

背景知识

肥胖是指一定程度的明显超重与脂肪层过厚，是体内脂肪尤其是甘油三酯聚集过多而导致的一种状态。老年人应保持体质指数 [body mass index，BMI；BMI= 体重 (kg)/ 身高的平方 (m²)] 为 24~26，超过 28 就算肥胖。老年人肥胖会增加失能的风险、增加衰弱的发生率，更容易引起各种心脑血管疾病。肥胖和老化会引起机体轻度的炎症状态和内分泌激素的变化，大量炎症分子的产生，可分解肌肉导致肌肉无力，骨骼肌在不知不觉中流失，导致身体活动能力下降、行动不便和虚弱，使减肥变得更加困难。特别是当老年人肥胖合并高血压、高血脂、高尿酸血症等代谢异常的情况，建议老年人要适当控制体重，那么如何帮助老年人正确减肥呢？

妙招在这里

1. 老年人减肥讲究"三低"

（1）低要求：老年运动者参加健身活动的主要目的是减肥与保健，因而多采取简单、徒手、原始的运动方式，绝对不能掺杂任何竞技体育的成分。比较合适的运动有步行、健身跑、游泳、自行车、登山、气功、太极拳、太极剑等，有条件时还可打网球、高尔夫球等。

（2）低水平：老年人应努力坚持1~2种可接受的、重复的、低体能要求的健身活动，绝对不能有"药到病除"、速战速决的思想。

（3）低强度：老年人运动应选择较小的运动强度、较长的运动时间，这点非常重要。只有这样的运动才是安全的、有效的，且不易引发慢性病，也不易因运动而受伤。步行锻炼宜早晚各一次，以没有气急、自我感觉良好为度，每次可行走30~40分钟，中途还可以依据自身情况决定是否休息。饭后或身体不适、天气寒冷或炎热均不宜运动。

2. 老年人减肥应注意"七忌"

（1）忌过度兴奋的运动：如各种竞赛、对抗赛等，这类运动会使血液循环加快、血压急剧升高，尤其是患有高血压、冠心病等心血管疾病的老人，易导致心肌梗死或中风（脑血管意外）的发生，甚至危及生命。

（2）忌憋气运动：人到老年，呼吸功能减弱，肺活量下降，肺泡弹性降低，憋气运动会损伤呼吸肌，甚至引起肺泡破裂而导致肺部和支气管出血。

（3）忌快速、超负荷运动：快速运动或举重等超负荷运动，都会使心脏负担过重，易发生昏倒等事故，或造成骨骼变形、损伤等。

（4）忌带病运动：老人生病时，身体各器官的功能比平时更差，抵抗力更弱，此时再进行体育运动，会加快身体体能的消耗，降低抗病能力，导致病情加重。

（5）忌饭后百步走：老人尤其是 70 岁以上的老人饭后立即行走，则容易加重其心脏负担。如果老人患有冠心病，餐后胃部膨胀可反射性地引起冠状动脉收缩，使心肌供血减少，此时运动有可能加大心肌缺血、缺氧程度和范围，诱发心绞痛甚至心肌梗死。

（6）忌常做爬楼运动：爬楼是一项很好的健身运动，但对肥胖老人非常不合适。大多数老人的髌骨关节面已发生增生，关节面不平整，这就增加了髌骨与股骨之间的摩擦力，限制了膝关节的活动度，导致老人的膝关节僵硬、活动不便。另外，爬楼是一项运动量大的活动，患有心肺系统疾病的老人不适宜用此方法锻炼。

（7）忌饮食过多、过硬、辛辣刺激：建议老人清淡饮食，少盐少油，菜品最好以清蒸、水煮为主。同时多吃新鲜的蔬菜和水果，如番茄、黄瓜、苹果等。此外，也可以吃些粗粮，不仅热量低，还能帮助加快肠胃消化和蠕动，起到减肥作用。另外，建议少食多餐，有利于食物的消化吸收，减轻胃肠负担。

3."寒冷季节＋剧烈运动＝猝死"，晨练不要过早

冬天是心脏病的高发季节。有研究显示，当气温每下降10℃，心脏的发病率就会提升 7%。因为冷空气能让皮下血管收缩，为维持体温，血液循环加速，血压升高，心脏负担加重，就会导致心肌缺血，甚至刺激冠状动脉骤然收缩，引发心肌梗死，甚至导致猝死。冬天晨练的老年人尽量稍微晚一点，等气温稍微上升后再去锻炼，同时，出去锻炼时要注意保暖，别迎着冷风运动。另外，运动时选择轻缓、强度低的项目，不要持续时间过长。

老年人吃黏性食物为什么不安全？

故事导入：汤圆好吃，噎食要命

张爷爷今年83岁，虽然他岁数大，但手脚利索、脑袋灵光，因老伴去世早，子女又在国外，除了小时工每天来3小时，平时都是张爷爷一个人。张爷爷爱吃甜食，汤圆、糯米桂花糕都是他的最爱。这天，张爷爷又煮了几个汤圆当早餐，正吃着儿子来了电话，张爷爷边打电话边把圆溜溜的汤圆送进嘴里，听到儿子有升职的好消息，不禁哈哈笑起来。这一笑不要紧，汤圆滑进了喉咙，一下噎住了，张爷爷忙喝了几口水才把汤圆顺下去。可是张爷爷发现自己的4颗假牙（义齿）不见了，而且感觉食管处疼痛，咽唾沫都困难，想到假牙上有金属牙托，赶紧到医院就诊，X线片检查显示金属假牙托正卡在食管中，最后医生用食管镜才把假牙取了出来。

背景知识

噎食是指食物堵塞咽喉部或卡在食道狭窄处，压迫气管或误入气管引起的呼吸困难，甚至窒息死亡。据文献报道，美国每年约有4000多人因噎食猝死，是美国猝死病因第六位，其中至少有1/3的患者被误诊为冠心病而延误了抢救时机，我国近年来也屡有老人噎食猝死的报道。噎食时异物嵌顿于喉部，使喉部肌肉发生痉挛，病情十分凶险，往往来不及到医院已窒息死亡。多数老人有不同程度的心、脑血管疾病，牙齿咀嚼功能较差、咽喉感觉较迟钝、吞咽呼吸动作不协调，容易引起误吸、噎食，特别在吃软糖、年糕等团块食物时更易发生。据多项文献报道，黏性食物造成噎食的情况较多见，因此老年人要尽量避免吃体积较大的黏性食品，特别是戴假牙或牙齿松动的老年人，假牙和松动的牙齿容易被黏性食物黏下来并被无意吞下。对于牙齿松动和佩戴假牙的老年人食用黏性食物要特别小心。此外黏性食物会刺激胃液分泌增加，不仅加重消化系统负担，还因食物不易消化，影响营养吸收。那么，老年人食用黏性食物如何避免发生噎食呢？

妙招在这里

1. 两类人群要关注

（1）关注因脑血管意外、咽部疾患等各种原因而引起吞咽功能异常的老年人。

（2）关注身体虚弱、精神差，特别是咳嗽、说话困难无力的老年人。

2. 三类食物要警惕

（1）黏性较大的食物：如粽子、糯米糍粑、年糕、煮烂的山药等。

（2）圆形的食物：如小汤圆、鹌鹑蛋、荔枝、小番茄等。

（3）黏滑的食物：如银耳、木耳、凉粉等。

3. 五大行为要禁止

（1）禁止进食速度过快，大块食物未嚼碎时切勿强行下咽。

（2）禁止在饮酒过量失去自控能力时进食。

（3）禁止情绪激动，食管疾病患者进餐时情绪激动容易引起食管痉挛。

（4）禁止进餐时打闹说笑，否则容易将食物或液体吸入气道。

（5）禁止进餐时看电视，避免分神误吸或食物咀嚼不充分引起其他不适。

4. 噎食急救法

（1）鼓励老人主动用力咳嗽，他人可以协助拍背，争取将黏性食团咳出。

（2）如果老人进食黏性食物时发生噎食，但还能正常呼吸和说话，可以小口喝清水稀释和润滑食物，帮助食团顺利进入食道。

（3）当黏性食物位置较浅或食团较大时，可以自己或让他人用手指从口中掏出。如位置较深，需马上送老人到医院就诊。切忌盲目抠挖，以免把异物推向深部，需马上送老人到医院。

（4）若发现假牙误吞，应及时到医院行 X 线、内镜等检查，及早取出假牙，切不可草率处理延误病情。

（5）如果老人发生食物阻塞气道时旁边无人，或即使有人但已不能说话呼救，这时必须保持头脑清醒迅速自救。自救方法详见第七部分。

总之，老年人牙齿的牢固性和肌肉的咀嚼力量减弱，所以大多老人都爱吃软食，但是老人咽喉部肌肉力量及吞咽反射减低，容易发生黏性食物堵塞气道或食道等噎食现象，而老人应急反应能力减弱，一旦发生噎食，容易发生窒息或误吸，诱发肺部感染等不良后果。因此，平时养成好的进餐习惯至关重要，让我们牢牢记住下面这个小口诀吧！

老年朋友牙口差，黏软食物受欢迎。

饮食安全要注意，细嚼慢咽小口吞。

常备温水在手边，噎食之后小口咽。

如若噎食呼吸难，海姆立克是关键。

假牙不牢有松动，进食前后需检查。

如有遗失快就医，不可大意后果重。

心平气和食不语，安全进餐不能忘。

"有钱难买老来瘦"是真的吗？

故事导入：瘦未必寿

72岁的张奶奶平时喜欢锻炼身体，常在小区跳广场舞，一年到头很少生病。最近张奶奶突然瘦了许多，家里都很紧张，劝张奶奶去医院，老人家不以为然，还说"人说有钱难买老来瘦啊"！结果没过几天就听说张奶奶住院了。原来，张奶奶既没有节食，也没有过度运动，体重却越来越轻，幸亏最近单位组织体检，才发现张奶奶得了糖尿病。医生告诉她，老年人发现不明原因的消瘦，一定要引起重视，及时到医院检查，否则会延误病情，后果不堪设想。

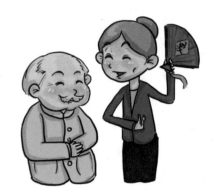

背景知识

俗话说"有钱难买老来瘦"。许多老年人一直以为老来瘦是件好事，能够预防"三高"的危害。其实从人体健康的角度来讲，"有钱难买老来瘦"并不科学。"老来瘦"的人不仅可能出现"三高"，而且多数还会存在营养不良、免疫力低下的问题，严重时甚至危害到身体健康。据调查，美国加利福尼亚州70岁的老人，超过标准体重10%~20%者，死亡率最低。如果体重低于标准体重的20%或超过标准体重的20%，其死亡率基本相同，只有肥胖超过标准体重的35%时，才容易导致疾病的发生。那么，怎么帮助老人认清"老来瘦"呢？

妙招在这里

1. 重视"老来瘦"背后六大隐患

（1）恶性肿瘤：恶性肿瘤可以发生于体内任何器官组织，虽然各有其特异性症状，如支气管肺癌的咯血、膀胱癌的血尿等，但消瘦是其共有的特点，消瘦出现的时机与程度各有不同，其中消化道肿瘤（包括食管、胃、大小肠、肝、胆、胰）更加突出，其中胰腺癌消瘦症状最为严重，1个月之内消瘦达5千克者，也常有之。需要提醒老年人注意的是，消瘦常常出现在各种特征症状之前，故常常容易被忽视。

（2）糖尿病：国内统计结果显示，一般人群中糖尿病患病率高达5%~10%，其中中老年人比例更大。糖尿病患者体重下降数高达41%~57%。有些人误以为吃多、喝多、尿多才是糖尿病确诊的根据，殊不知这"三多"的出现已非早期症状了，不少糖尿病患者是以"无原因"消瘦为首发症状的。

（3）结核病：近年来结核病有明显上升的趋势，包括肺结核、肠结核、盆腔结核等。消瘦是各系统结核的共同表现，但消瘦的程度和速度较慢，不及恶性肿瘤。

（4）慢性肝病：乙型肝炎、丙型肝炎、肝硬化等疾病患者常不自知，但多有食欲不振，消瘦。有人以为化验过肝功能正常就可排除肝病了，其实并非如此，不少乙型肝炎患者的肝功能化验结果都是正常的。老人如有长期饮酒的习惯，更应注意有无肝脏的损害。肝病饮酒等于火上浇油。

（5）甲状腺功能亢进（简称甲亢）：74%的甲亢患者都有体重下降，个别患者可能几个月内下降20~30千克。患者多有突眼、多汗、大便次数增多、手颤、食欲亢进等。但部分老年患者仅有消瘦和反常的食欲不振，可能会被误诊为晚期癌症。

（6）营养不良：老人咀嚼能力下降，消化功能减弱。如果老人长期偏食、挑食、饮食搭配不合理、烹调方法不合适，都容易造成营养不良性消瘦。老人如果吸烟，食欲不振将会更加严重。

如果老年人"老来瘦"了，一定不要大意，应及时就医，遵医嘱进行相关检查。下面附表建议检查的项目可供参考，可以将大部分常见"老来瘦"病"网住"，但一切应遵从医嘱。

"老来瘦"可以这么去检查（供参考）

怀疑恶性肿瘤	胸部 CT，肿瘤标记物，腹部、盆腔、甲状腺 B 超，胃镜，肠镜（或消化道钡餐透视），颅脑磁共振；女性加做乳腺超声检查、子宫颈刮片
怀疑糖尿病	空腹及餐后 2 小时血糖、糖耐量试验
怀疑结核病	胸片、消化道钡餐透视、结核菌素试验
怀疑肝病	血清八项、肝功能、免疫系列、甲肝抗体、丙肝抗体、甲胎蛋白、腹部 B 超
怀疑甲亢	碘 131 吸收试验、血甲状腺激素系列
怀疑营养不良	血常规、肝功能（包括血清蛋白、球蛋白）

2. 掌握增加营养，饮食五大原则

（1）均衡营养，保证足够能量：高能量膳食可以有效增重，补充因能量过度消耗引起的蛋白质以及能量不足。在每天膳食总能量的分配上，碳水化合物占 50%～60%，蛋白质占 15%～20%，脂类占 20%～30%，总能量不低于 1500 千卡（1 卡 ≈ 4.2 焦耳）。应适量增加高能量食物摄入，如各类油脂、肉食、蛋黄、全脂加糖奶粉、牛肉干、坚果、巧克力、芝麻酱等。

均衡营养，讲究有荤有素，动物性食物与植物性食物要合理搭配，取长补短。完全不吃肉类的老人，应注意摄取奶类、蛋类、鱼虾类等食物，它们是蛋白质、脂肪、脂溶性维生素不可或缺的营养来源，此外，大豆制品和植物油的摄入也应适当增加。

（2）摄入优质蛋白及易消化脂肪：优质蛋白如奶类、瘦肉、鸡蛋、大豆制品、鱼虾等，易消化的脂肪如蛋类、植物油、含 ω-3 脂肪酸的鱼类等。要有选择地添加高蛋白、高脂类食物，在增加营养摄入、纠正体重偏低的同时，要避免营养过剩、营养失衡对身体带来的危害。

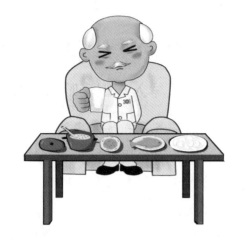

（3）摄入丰富的维生素矿物质：新鲜蔬菜、水果富含维生素和有益健康的活性物质，菇类蔬菜富含矿物质，并能调节食欲、促进消化。胃口不好、消化不良、不愿多吃肉和蔬菜水果的老年消瘦者，建议使用维生素矿物质营养补充剂。

（4）采用少量多餐补充营养：少量多餐对消瘦者的好处有如下几条：有利于每餐营养素充分消化吸收，改善营养失衡；有利于促进消化功能，让更多的营养物质储存在体内，发挥免疫调节作用；有利于由少到多逐渐增加食量，稳步健康地增重。建议年老体弱者一日四餐或一日五餐，这样可以改变部分老年人因食欲缺失或厌食而发生的消瘦及营养不良。

（5）积极参加体育锻炼：适宜的有氧运动对年老体瘦者好处很多，如走路、游泳、打太极拳等。一是有助于改善心脑血管功能，增加血液循环和氧气输送；二是有益于提高呼吸功能，增加肺活量和吸氧能力；三是促进消化，增加能量摄入和营养利用，达到和维持适宜体重；四是强健肌肉骨骼，预防骨质疏松；五是改善睡眠质量，舒缓心情，延缓衰老。

老人不宜过分追求"老来瘦"。多年生活习惯及遗传因素形成的自然状态才是合适的身体状态，保持体重相对稳定、定期健康体检，拥有积极乐观的心态，这样才能健康长寿。

如何避免卧床老人进餐时食物反流和误吸？

故事导入：喝汤呛咳肺遭殃——进食误吸危害极大

刘爷爷是一位老将军，曾经南征北战叱咤风云，立下了赫赫战功，也是因为战争，刘爷爷的双腿无法站立，生活中离不开他人照料。保姆小周专门负责照顾刘爷爷的饮食起居。这天，刘爷爷突然生病发热、浑身没有力气。门诊医生看过后给刘爷爷开了药带回家，并嘱咐小周给刘爷爷熬点粥喝。医生走后小周心想"爷爷生病都没力气了，喝粥哪有什么营养，一定得吃点好的补补"。于是厨艺精湛的小周挽起袖子下了厨房，忙活半天，一碗热气腾腾的虫草鸡汤出锅了。小周把汤端到床边，看爷爷还是没精神也没胃口，就让刘爷爷躺着侧过头一口一口喂他喝，边喂边说："爷爷，这鸡汤特别有营养，您补补身体病很快就好了。"刘爷爷迷迷糊糊往下咕咚咕咚地咽着。突然，刘爷爷一阵猛烈地咳嗽，捂着胸口特别难受的样子，原来是被汤呛到了，只见刘爷爷面红耳赤咳了半天才缓过劲儿来，本来就浑身没劲变得更虚弱了。到了晚上刘爷爷体温不降反升，烧到了 39℃，小周赶紧联系医生把刘爷爷送去医院，医生看完说刘爷爷是吃东西呛了，得了吸入性肺炎，必须马上住院。

背景知识

据文献报道，我国社区老人及住院老人误吸发生率为 9.6%～24%，长寿老人（>90 岁）误吸发生率高达 50%。老年人因为机体组织结构的衰老和生理功能的减退，咽喉、食管和其他器官一样，也发生退行性病变，出现老化现象，同时老人随着年龄增长罹患疾病增多等因素，容易在进食或饮水过程中发生误吸或噎食。

老人不仅易误吸，而且误吸后，由于咳嗽反射降低等原因，易发生更严重的后果，如严重的呛咳甚至窒息、昏迷、高热、吸入性肺炎、呼吸衰竭、心力衰竭等。因此，在饮食照护过程中，注意科学、安全非常重要，当发生误吸、噎食等情况时，要做到准确判断、积极施救，为挽救老人生命、抢救治疗赢得宝贵时间。那么该如何帮助老年人安全进餐呢？

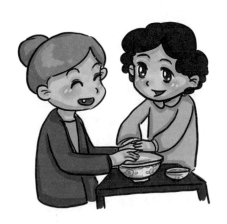

妙招在这里

1. 两种体位常使用

（1）半卧位：床头抬高 30°～45°，身体两侧及膝下垫软枕或楔形垫。

（2）侧卧位：床头抬高 30°，使老人面向照护人侧卧。肩背部垫软枕或楔形垫。

2. 九个关键要注意

（1）食物要保持温度适中，一般为 50℃ 左右。

（2）合理安排一日三餐，每餐以七八分饱为宜。满足老年人饮食需求。使用跨床小桌，让老人能够看到饭菜可以增进食欲。

（3）进餐速度不宜过快，进餐后仍应保持该体位 30～60 分钟，利于食物的消化，并防止食物反流。

（4）进餐后要协助老人刷牙、漱口，保持口腔卫生。

（5）卧床老人会觉得床上小便太麻烦人，而刻意减少水分摄入，照护者应注重老人水分摄入是否足够，避免缺水口腔分泌物减少，影响吞咽。

（6）卧床老人因长期卧床，肠蠕动减弱容易便秘，应进食有营养、粗纤维、易消化的食物，适当多食韭菜、芹菜等粗纤维蔬菜，必要时可给予胃动力药物治疗促进胃蠕动，预防便秘。

（7）生病身体虚弱或有吞咽障碍的老人，不要进食过稀的流质饮食，要进半流食或糊状食物，这样可以避免水样食物误入气道引起误吸。

（8）老年人吞咽能力下降，可适当进行吞咽训练使其尽早建立良好的吞咽反射，如增强口面部肌群运动，训练舌体运动和下颌骨的张合运动，在三餐前进行，让老人做空咀嚼，鼓腮，闭眼，张颌、闭颌，舌体伸出及左右上下运动。

（9）进餐时出现反流导致的误吸应立即采取头低侧卧位，并迅速打开老人口腔，掏出食物或刺激咽喉部，使其反射性呕吐或叩击背部，尽量将误吸的食物咳出。

3. 特殊老年人的喂饭妙招

（1）不能自主进食的老人：

1）照护者协助老人进食时，需面对老人，视线与老人相对。

2）活动性义齿的老人于餐前协助佩戴，进餐后取下给予清洗。

3）喂饭时每次食物量为汤匙的1/3为宜，需检查确认全部咽下后再喂下一口。进食2~3口固体食物后，应给予1次液体食物（如汤类、粥类），稀稠搭配，便于吞咽。

喂汤时避免从口腔正中位置直接倒入，宜从侧唇边缓缓倒入。汤匙入口后，在舌头前1/3处向后下方向轻压，并倾出食物，然后撤出汤匙。指导老人闭合口唇，将头部稍前倾，细细咀嚼，以利于吞咽。

4）进餐过程中不要与老人聊天，以免老人说话时食物误入气道。

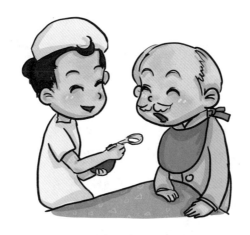

　　进餐过程中如老人发生呕吐，应立即停止喂食并将老人头部偏向一侧，防止呕吐物进入气管；呕吐停止后，鼓励老人自主咳嗽，给予漱口或口腔清洁护理；尽快清除呕吐物，协助老人更换衣服，避免引起再次呕吐；注意观察呕吐物的颜色、量和气味，如有异常及时就医。

　　（2）视力障碍老人：

　　1）为老人讲明食物名称和放置位置，帮助老人用手触摸以便确认。

　　2）先吃固体食物，再吃流质饮食。倒水盛汤时，只需倒七分满。

　　3）餐具要放在固定的位置，方便老人取放，不要使用过于厚重、易碎及滑手的餐具。

　　4）食物应去骨刺、切细、煮软，温度适宜。

　　5）茶水、热汤类食物易引起烫伤，应等凉后再端给老人，并提醒老人注意防止烫伤。

　　6）对于视力偏盲和身体偏瘫的老人，照护者应将食物放在老人能看到且身体可活动一侧。

如何保证老人用药安全？

故事导入：灵丹妙药是真的吗

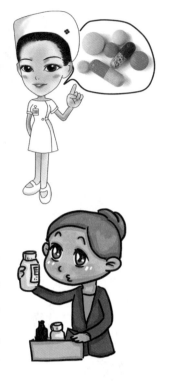

护士小张周日带着爱人和儿子回父母家探望老人，吃饭时无意中提到爱人最近胃不舒服，不能吃辣椒。老母亲一听女婿胃不舒服，当即从抽屉里拿出几盒药，说特别管用一定要让女婿吃。小张拿着药盒看，使用说明上面并没有提到治疗胃病，告诉老母亲说这个不是胃药。老母亲固执地说："这个药不管哪难受哪有毛病，都管用！"小张仔细看了一下药品外包装，上面竟然连药品批准文号都没有，问老母亲："这个药在哪买的？您一定是上当了！"老母亲顿时生气了，说："你们不吃就算了，我跟你爸都吃这个，我们俩现在连降糖药都停了，这不挺好！你张叔叔、李阿姨他们也吃呢，都反映好。"小张在饭后两小时为二老测了血糖，看着血糖仪上飙升的数字，两位老人不吱声了。小张把网上查到的这个药品的虚假广告信息给老母亲看，又给父母讲了安全用药的重要性，老母亲这才意识到自己上当了，将近1万元钱打水漂不说，还延误了治疗，幸亏女儿及时发现制止，才没造成更严重的结果。

背景知识

多病共存已经成为老人的患病特点，60岁以上老年人平均患有4~6种疾病，每天服药8~10种，药物不良反应和药源性疾病也随之增加。为了提升老年人的健康水平，老人科学安全用药越来越受到关注，但现实生活中老人的服药安全情况并不乐观，35%

的老人都经历过药物引起的不良事件。老年人因药物不良事件导致的住院率，是年轻人的 4 倍。老年人用药过程中常犯的错误包括：忘记服药、重复服药、吃错药、药物剂量错误、用药方法错误、自行调整药物剂量、滥用补药（保健品）、迷信广告宣传等，其后果常不堪设想。如何才能帮助老年人安全用药呢？

妙招在这里

1. 一张药品清单

（1）药品清单应该按照医生的服药医嘱制定，最好再经医生确认，如果服药有变化要及时更改清单。就医或外出远行时也要随身携带。

（2）清单内容包括：药品名称、药品作用、用药剂量、服用时间、服药方法、注意事项。

附：张爷爷的一份服药清单。

张爷爷的服药清单　　　　更新日期：2021-7-17

药物名称	剂量	服药途径	执行时间	频次	开始日期	药物作用	注意事项
××××	20mg（1 片）	口服	8:00	1/日	4月12日	利尿药	观察尿量
××××	20mg（1 片）	口服	8:00	1/日	4月12日	利尿药	观察尿量
××××	10mg（1 片）	口服	8:00	1/日	5月12日	抗凝药	观察出血
××××	50mg（1 片）	咀嚼服	7:00 11:00 17:00	3/日	4月13日	降糖药	跟第一口饭一起嚼服
××××	0.4g（2 片）	口服	8:00 12:00 18:00	3/日	7月17日	消炎药，治牙痛	对胃有刺激，饭后服
××××	0.67g（1 袋）	冲服	7:00 11:00 17:00	3/日	7月17日	保护胃黏膜	饭前喝
××××	1mg（1 片）	口服	21:00	1/晚	2月11日	镇静催眠药	夜里起床防跌倒
××××	20mg（1 片）	口服	20:00	1/晚	1月11日	降低血脂	定期检测肝功能
××××	0.2mg（1 粒）	口服	20:00	1/晚	1月13日	治疗前列腺增生	引起直立性低血压
××××	16U	皮下注射	21:00	1/晚	1月13日	降糖药	剂量准确，监测血糖

2.一个安全提醒药盒

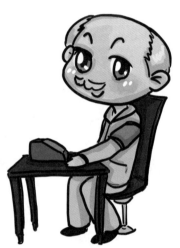

（1）药盒内部结构设置为一周七天：周一至周日，一天四顿：早、中、晚、睡前。

（2）按照药品清单将老人一周的药物摆在药盒内，便于老人每天按时服用。

（3）摆药时最好二人同时完成，一人摆药，另一人查对，确保药物准确。

（4）市面上此类产品很多，大家可根据需求和喜好选择购买。

3.两个重要检查

（1）第一个检查：按照医生要求定期监测药物疗效和不良反应。

1）老人服用降压药就要日常监测血压，还要观察有无体位性低血压（学名直立性低血压）。

2）服用降糖药要监测血糖。

3）心脏病常用药地高辛，治疗剂量和中毒剂量非常接近，所以服用地高辛时要定期到医院抽血监测血药浓度。

4）抗凝药物华法林，其药物作用受多种食物和药物的影响，服用时要及时进行凝血功能的检查。

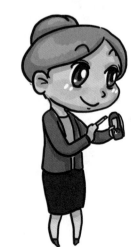

（2）第二个检查：定期检查药品失效期、有无发霉、变质等情况。

4.三个不信

（1）不信补药的神奇药效：理论上来说，服用补药可以让身体变得更好，但是并不是所有老人都适合吃补药。因此，老年人不宜随意进补。市面上流行的各种成品补药很多，但多价格昂贵，老年朋友可斟酌自身财力，咨询医生后再根据自己实际身体状况适当选用。

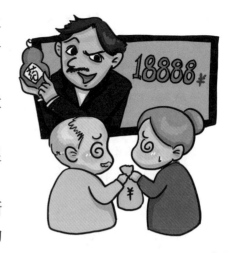

（2）不信迷信广告宣传：很多老人祈求健康心切，治病心切，把希望寄托在大肆广告宣传的"新药""特效药"上，甚至是传销的"假药"，结果往往是事与愿违，不仅造成经济损失，弄不好还会产生不良反应，贻误病情，甚至危及生命。

（3）不信药越贵越好：很多老年人认为药越贵越好，进口药就比国产药好，到了医院就让医生开贵药、开进口药。其实这是一个用药误区，便宜药不一定药效差，贵药不一定副作用小，药品并非越贵质量就越好，国产药也并不比进口药效果差。判断药品好坏，最重要的是看它能否达到良好的治疗效果。

5. 五个坚持

（1）坚持听医生的话：老年人有病切不可自行随意服药，一定要及时去医院就医，遵医嘱服药。医生会综合考虑老人的病情和全身情况，遵循安全、有效、经济的原则，选择适合于老人个体的药物。

（2）坚持学习药品说明书：吃药前一定要仔细看好说明书，做到明明白白服药。眼神不好、看不清楚说明书的老人，可以使用放大镜或由儿女或看护人将说明书的内容跟老人说清楚。对于说明书上"慎用"和"禁用"的字眼一定要多加留心。注意说明书中不良反应的叙述，这样发生不良反应时自己也可以意识到。

（3）坚持正确的服药途径：老人在家使用的药品一般包括：口服、舌下含服、外用、吸入性药物、注射用药物。

1）口服药：包括缓释片、肠溶片、胶囊，不能将其分割服用，吞服时也不能嚼碎。遇有锡纸外包装一定将其打开后服用。止咳糖浆类应最后服用，服用后不能立即饮水。

2）舌下含服：药物吸收快，药效发挥作用快，如硝酸甘油等。

3）外用药：包括软膏（皮肤外涂）、膏药（皮肤外敷）、栓剂（经直肠给药、经阴道给药）、滴眼药、滴耳药、滴鼻药。使用前应确定好具体部位，特别是分清左右侧，并读懂药品说明后再使用。

4）吸入性药物：气雾剂和粉雾剂等。使用含有激素的吸入药物后要用清水漱口。

5）注射用药物：胰岛素注射剂，掌握正确的注射方法和准确的注射剂量。

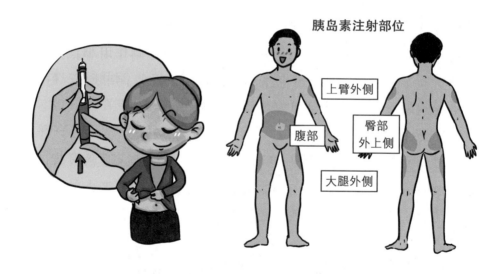

胰岛素注射部位

上臂外侧

腹部

臀部
外上侧

大腿外侧

（4）家人坚持督促检查：老人记忆力减退。虽然想尽力遵从医嘱，可无奈人上了年纪忘性大，今天吃了明天忘，每日需二次服药只记得吃了一次的事情时有发生。为避免这样的情况，老年人的子女和看护人一定要负起责任，提醒和检查老年人按时服药。

（5）坚持及时就医的原则：老年人在用药过程中，如果出现药效不好或不良反应，一定要及时去医院就医，遵医嘱调整治疗方案。

止痛药可以随便吃吗？

故事导入：疼痛就吃止痛药对吗

案例一：余阿姨今年 50 岁，从 5 年前就开始出现头痛的症状，头痛的部位是前额及顶部出现针刺样痛；头痛时常伴恶心、欲呕，每月发作 2~3 次，每次发作持续时间为 2 天左右。每次头痛都是自己服用"头痛散"止痛，这样的情况一直持续至今年 9 月份。今年 9 月份开始，余阿姨头痛服用"头痛散"效果不佳，她来到了医院就诊，经过系统的检查，确诊余阿姨患的是"1.紧张性头痛；2.药瘾性头痛"。

案例二：韦大爷患腰椎间盘突出 5 年余、糖尿病 10 年，长时间在药店或者私人诊所自行购买并服用止痛片等控制疼痛；在这期间也不断寻求民间"祖传秘方"，服用所谓的中药混合药粉。近 3 年来，服药后出现隐隐胃痛，食欲也逐渐减退。曾多次因乏力、心慌、眼前发黑发生晕厥，稍经休息后症状逐渐缓解。一周前韦大爷腰部疼痛加重行走活动受限，伴右下肢放射痛，加倍服用止痛药物后夜晚疼痛仍难以入睡，入院后确诊为滥用药物导致严重贫血，追溯原因与近年来其滥用止痛药，导致胃黏膜损害引起的慢性失血存在直接联系。

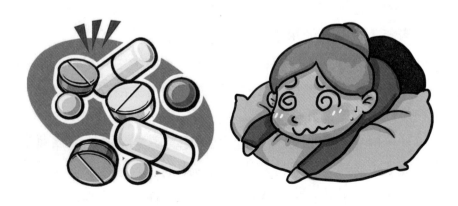

背景知识

人们常常会出现各种各样的疼痛，因而止痛药几乎家家必备。每年的 10 月 11 日，被国际疼痛学会定为"世界镇痛日"。西方医学界定义疼痛是一种疾病，综合了社会、经济、文化、生理、心理各方面因素的一种疾病，需要治疗。而在中国大多数人眼里，疼痛只是一种症状，大多数人对此都抱有"忍忍就好"的态度。目前多数患者在面对疼痛时还是采取了"遇痛即止"的做法，这导致了滥用止痛药的现象较为普遍。人们对疼痛及止痛药的认识误区不容忽视，此种错误观念亟须尽快转变。那么老人如何正确使用止痛药，减少并发症呢？

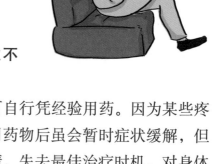

妙招在这里

1. 一条原则要记牢：不明部位不用药

在疼痛部位不明确时，牢记不可自行凭经验用药。因为某些疼痛（如急腹症时，禁用止痛药）服用药物后虽会暂时症状缓解，但本质上却掩盖了病情，导致贻误病情，失去最佳治疗时机，对身体造成更大的伤害。

2. 老年人止痛药使用原则

（1）少用药，勿滥用药：老年人应以预防为主，尽量少用药；当必须用药时，应及时到医院就医，遵医嘱对症治疗，尽量减少用药品种并且以小剂量开始服用。

（2）按时给药：根据疼痛程度、规律及首次有效止痛时间，应按时给予止痛药，以保持药物在血液中的有效浓度。

（3）按阶梯用药：癌性疼痛应遵循三阶梯用药原则，一般首先使用非阿片类药物，如果所用药物、剂量及用法不能达到止痛效果，可加用弱阿片类药物。

（4）联合用药：老年人往往同时服用多种药物，应特别注意药物的配伍禁忌。如具有止痛效果的中药与西药不要重复使用；兴奋药与抑制药、酸性药与碱性药不能同时服用等。所以，同时服用多种药物的老人，不要擅自使用止痛药，及时就医才是明智之举。

（5）交替用药：长期反复使用同一种止痛药物，身体会产生耐药性，不应仅依靠增加剂量实现止痛效果。

（6）药物剂量：根据实际需要、医嘱或药物说明书，在确保安全用药剂量的前提下，从小剂量开始用药，如服用最大剂量仍不能缓解疼痛，应及时就医。

（7）密切关注用药反应：老年人用药后应密切关注有无各种不良反应，若出现皮疹、低热、哮喘等不适症状，应及时就医。

3. 止痛药的副作用

（1）损害胃黏膜：大家最熟悉的止痛药就是阿司匹林。但是，长期服用阿司匹林等水杨酸类的止痛药会刺激胃黏膜，引发肠胃不适，并有发生胃溃疡的风险，严重的还会导致胃出血和胃穿孔。

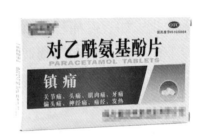

（2）引起中毒性肝炎：扑热息痛的学名叫对乙酰氨基酚，常见的感冒、头痛、关节痛都可能用到扑热息痛，而且它是非处方药，获取十分方便，效果也不错。但是长期或大量服用会影响人体的肝功能，严重时会出现中毒性肝炎。

（3）引起白细胞减少：安乃近、保泰松、消炎痛（吲哚美辛）类止痛药可抑制骨髓而引起白细胞减少，甚至会导致粒细胞缺乏症。

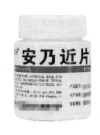
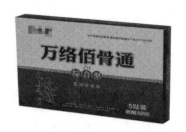
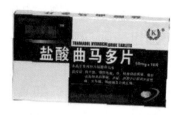

（4）诱发心血管系统疾病：非甾体抗炎镇痛药能使平均动脉压上升，从而诱发患者出现心脑血管事件的危险性大幅增加。当年默沙东著名的产品"万络"退市，就是非常典型的案例。

（5）容易成瘾：长期服用中枢性止痛药会成瘾，不合理使用就容易让患者成瘾，形成对药物的不良依赖。

4. 癌性疼痛用药原则

（1）必须遵医嘱用药，及时、准确、规范使用药物，不得擅自调整药物种类和剂量，以防出现不良反应。

（2）每日定时自行进行疼痛评估并记录，以观察疼痛程度有无变化。如有疼痛程度改变或有新发疼痛应及时就医，由医生进行专业的疼痛评估和药物调整。

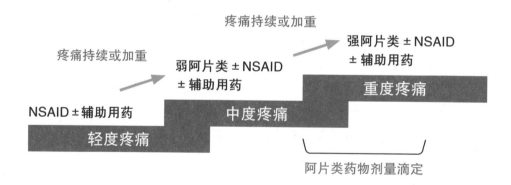

采用疼痛评估自评工具，主要包括三种工具可选。

1）疼痛数字评分法（NRS），用于能够理解数字，也能够表达疼痛的患者。疼痛程度采用 0~10 共 11 个数字表示，0 表示无疼痛，

10 表示疼痛最剧烈；数字越大表示疼痛越剧烈，由患者根据自己疼痛的程度进行选择。

2）口述分级评分法（VRS），用于能够理解文字，也能够表达疼痛的患者。疼痛程度分为四级，无痛；轻度疼痛（有疼痛但可以忍受，不影响睡眠）；中度疼痛（疼痛明显，不能忍受，影响睡眠，要求使用镇痛药物）；重度疼痛（疼痛剧烈，不能忍受，严重影响睡眠，须用镇痛药物）。

3）修订版面部表情疼痛量表（FPS-R），用于不能理解数字和文字的患者。由患者选择最能表达其疼痛程度的面部表情。

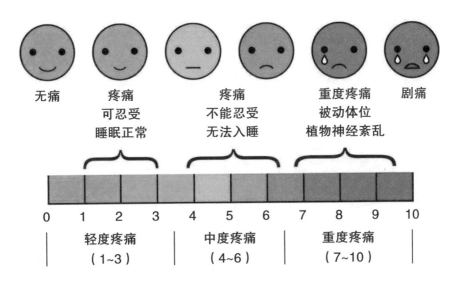

四.

居家环境和出行安全

什么是"适老居家环境"？

故事导入：都是"狗孙女"惹的祸

王教授夫妇年近80，身体健康，满头银发。老教授夫妇每天都牵着雪白的博美犬"亚萨"准时在小区散步。老人散步遇见熟人时，不时驻足聊一会儿、笑一会儿、坐一坐，夸夸自己的小孙女"亚萨"。他们就像是小区里的时钟报时器，除了刮风下雨，他们都准时出现在小区。突然有几天邻居们没有看见王教授夫妇，听教授的女儿说，母亲早晨在厨房洗碗的时候，不知道什么时候"亚萨"跑到脚边，她没躲开一下子给绊倒了，一向身体健康的老太太右腿骨折了，现正在医院接受治疗。

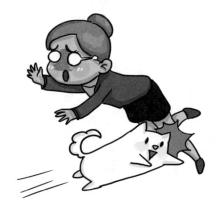

背景知识

居家养老是我国大多数老年人的养老方式，老年人退休后，其主要的生活场所是家庭和社区。适老居家环境是指为老人提供舒适、安全、便利的休养环境，是维持和提高老年人生活质量的重要因素。老人大部分时间待在家里，保障生活环境的安全非常重要。室内不良环境是导致老年人跌倒的危险因素，例如过强或过暗的灯光、光滑的地板、松软的地毯、不适宜的家具及卫生设施、障碍物、浴室或楼梯缺少扶手、沙发过于凹陷或松软、卧室家具摆放不当等。那么如何让"老窝"更安全、更舒适呢？

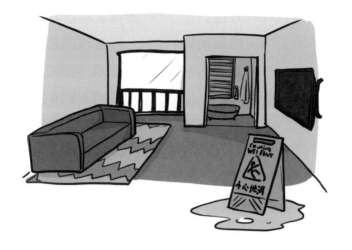

妙招在这里

1. 仔细检查看清"家中危险"

家被称为安全的港湾，老人的家真的安全吗？让我们通过检查，寻找并消除家中的安全隐患，增加保护性措施，给老人创造"适老居家环境"。

（1）室内走道检查：

1）室内的走道可以让轮椅自由通过。

2）走道地板不堆放物品，平坦、防滑。

3）地毯固定在地板上。

（2）住家大门检查：

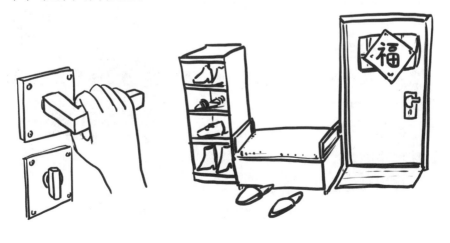

1) 大门使用拨杆式开关。

2) 门口周围空间可供轮椅回转。

3) 鞋柜旁放有座椅，方便老人坐着换鞋。

4) 门口有良好的照明。

(3) 客厅检查：

1) 沙发不能太软，避免坐下去陷入松软的沙发里，不容易站起来，故尽可能选择稍硬的沙发。

2) 沙发前的茶几与沙发之间的距离大于 30 cm，保证进出时不会磕碰。

3) 茶几轻便稳固，能按需要随意移动和组合。

4) 窗帘等物品的颜色不与周围颜色太接近，因老年人对颜色的识别能力衰退。

5) 窗户前不放置障碍物，便于开关，避免因障碍物引起跌倒。

6) 有良好的通风和采光。

(4) 卧室检查：

1) 面积大于 12 平方米，最好靠近卫生间。

2) 安装夜间照明设施，方便在下床前开灯。

3) 床旁留有照护空间。

4) 不能有过高或过低的椅子、杂乱的家具物品等，家具用安全防撞角保护。

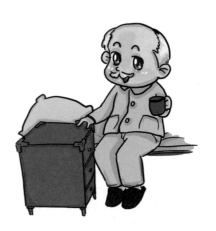

5) 衣柜及储物柜高度合适，使用者站立位为 65~185 cm，用轮椅者为 55~135 cm。

6) 床头柜高度为 60 cm 左右，比床面略高。

(5) 厨房检查：

1) 通道净宽度不小于 80 cm，地板采用防滑材料。

2）上层橱柜或者墙壁上的架子，深度不超过 30cm。较重的锅碗瓢盆放在操作台下的橱柜中。

3）下层橱柜中的抽屉容易移动并取出。橱柜把手容易辨识且易开启。

4）灶台距离地面高度适中，且容易使用。灶台下有足够的空间可供坐位使用时腿部活动。

5）抽油烟机抽油烟效果好，无油烟弥漫。

6）操作台距离地面 75~80cm。边缘圆滑、无锐角，操作台面上有足够的照明。

7）水龙头为拨杆式开关且为可调节冷热水的水龙头。

8）烤箱或微波炉高度适中，操作简单，容易使用。

（6）卫生间检查：

1）门的净宽度至少为 80cm。门容易打开，且可以从外面打开门锁。进出无门槛或门槛高度小于 3cm。

2）有足够的空间方便轮椅进出。

3）马桶距地面高度为 40~45cm。马桶周围有可以抓握的扶手。马桶前、马桶一侧有足够的空间。坐马桶上容易拿到卫生纸。

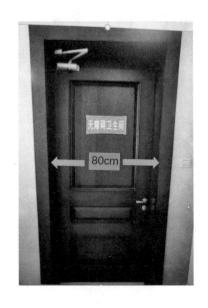
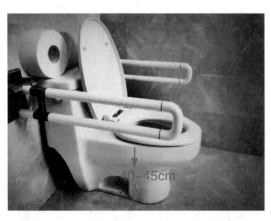

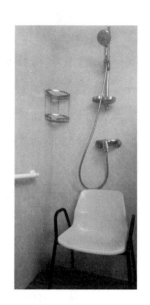

4）淋浴间有折叠椅或可移动的淋浴椅，安装扶手，花洒的高度可以任意调节。

5）洗脸池距离地面不超过 85cm。在洗脸池下方留有可以坐位使用并供腿部活动的空间。洗脸池旁有扶手。坐轮椅洗脸时要将轮椅固定好。

6）浴室或柜子平台边缘圆滑，避免磕碰伤。柜子里的物品放置位置要确保老人坐位时可以方便取出。

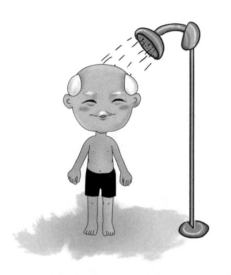

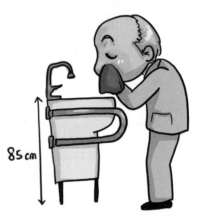

（7）照明设备检查：

1）拉开窗帘后，有充足的自然光。

2）在夜间活动的通道或区域安装夜灯。所有电灯开关最好均为按压式或遥控式。选择易清洁且方便更换的灯具。

（8）扶手及门把手检查：

1）扶手距地面 75~85cm，牢固地固定在墙面上，无松脱现象。

2）所有门使用拨杆式端头回旋式门把手。门把手至少长 12cm，距离地面高度不超过 1.1m。

（9）其他检查：

1）晒衣架高度可以调整，操作方便省力。

2）尽量不使用接线板。插座安装插座盖，防止灰尘和水进入。拔除不经常使用的电器插头。

3）家中厨房内装有灭火报警器。经常检查火灾报警器是否有故障，且每年至少清洁一次。

4）家中备有灭火器且会正常使用。

2. 五个变化提示环境需要改变

（1）体型变小：老年人身高下降、四肢活动范围缩小，特别是肩关节活动度下降，上肢抬举的高度下降。这样可能使原本合适的灶台和储物橱柜变得过高，需要用梯子才能取放物品。老年人肌力下降，灵活度降低，特别在高空取物时容易发生跌倒、扭伤等事件。改造时要降低灶台高度，重新考虑收纳空间的大小和位置，配备相对安全平稳的梯凳。

（2）身体变虚弱：高龄老人身体大都较虚弱，常常出现四肢肌力下降，步伐减小。因此尽可能使用灵敏省力的物品，例如更换轻便的炒菜锅；采用电动可升降的橱柜；如果住房为别墅，尽可能将老年人安排在低楼层或者是安置电梯；虚弱老人淋浴时可用洗澡椅。

（3）感觉功能下降：老年人的感觉功能大多按照视觉、听觉、嗅觉和触觉的顺序下降。老年人对颜色及亮度的识别能力衰退，应避免使用色彩对比强烈的格子、条纹、波浪线等图案的地板，防止老年人出现眩晕，对地板的高低水平判断出现偏差；应避免强光和直射日光等对眼睛的刺激；在过道、卫生间和厨房等容易跌倒的区域安排"局部照明"。老年人行动不便，室内应使用遥控灯。为听力下降的老人安装大音量的门铃。老年人嗅觉减退，要安装天然气泄漏报警装置，选用安全型灶具，燃气灶安装熄火自动关闭燃气装置，或使用电磁炉。

71

（4）睡眠及排泄的变化：老年人的睡眠时间短，易醒，夜间排尿次数多，可以在卧室中设置卫生间，配备床头灯、呼叫器、小夜灯。

（5）认知能力下降，喜欢怀旧：老年人适应新环境和学习新事物的能力下降，因此家具的摆放位置不要经常变动，日用品固定摆放在方便取放的位置，使老人熟悉生活空间。选购电器时优先考虑智能化高且操作简便的设备。可以专门布置一个怀旧的空间。

3. 五个设计理念让家更安全

老年人居室设计需要落实无障碍设计理念，创造条件鼓励老人生活自理、自由活动，维护老年人的尊严。

（1）宽敞明亮：

1）空间大，轮椅可自如活动。

2）客厅有良好的自然采光与通风。

3）所有通道都不堆放杂物（如报纸、书籍、衣服和鞋子）。

4）开敞的视线使跌倒风险大大降低，增加老人居家的安全感。

（2）安全无隐患：

1）地板使用防滑材料，避免使用小地毯，如必须使用则须使用双面胶把地毯粘住。在浴缸周围和淋浴房处使用防滑垫。

2）地面平整，门槛、台阶要低，尽可能消除地面高度差。

3）屋内整洁，尽量避免东西随处摆放，电线要收好或固定在角落，不要将杂物放在经常行走的通道上等。

4）为了便于固定家具，家具不能有轮子，家具的棱角避免突出、尖锐。

5）楼梯有扶手，不能采用扇形台阶，台阶上可安装小灯或荧光条，以起到提醒功能。

6）家中尽量不养宠物，如家中养宠物，将宠物系上铃铛，夜间戴夜明项圈，以防宠物绊倒老人。

（3）便利舒适：

1）色彩平和，舒适幽雅。墙壁或窗帘可使用较明亮的颜色，如米黄及橘色，昼夜噪声不应超过50dB（相当于普通谈话的声音）。

2）门窗易开关、拉手高度合适，床及椅子高度合适、软硬适中，椅子有靠背和扶手。卫生间使用坐厕，不使用蹲厕。浴室需安装扶手，可采用木质、不锈钢、塑胶等材质的扶手以保证手感舒适。

3）入户门内设置高度合适的坐凳，以便老人坐位穿脱鞋子。

（4）便于应急处置：居室设计需要考虑，发生意外时如何做到最快速施救、转运，抓住黄金抢救时机。老年人的卧室以及卫生间不宜采用内开门，因为当老年人突发疾病或意外倒地时，身体可能堵住门口，故最好采用无轨推拉门或者外开门。卫生间内设有呼叫器等紧急救助装置。

（5）个性化：在居室设计和改造时，尊重老人的习惯和喜好，在保证安全、便利、舒适的前提下，提倡个性化设计。

1）有的老人因为习惯了原有的生活环境，不愿意搬动家具。有的老人不愿意丢弃旧物或者喜欢收集废旧物品，而不愿意整理。此时需要家属一起做老人的工作，让老人认识到不改造的危险和老人跌倒事件发生的普遍性和严重性。

2）老人经济上不宽裕，不愿意将钱花费在改造环境上。家属之间做好沟通和预算，可以按照改造项目的紧急程度逐步完成改善。

老人瘫坐沙发危害知多少？

故事导入："舒服"的"瘫坐"

上周末小李医生接到了婶婶的电话，婶婶焦急地说道："你叔叔最近腰疼的越来越厉害了，右腿还又麻又疼，你说这是怎么了？"小李问叔叔最近是不是干重体力活伤了腰，婶婶回答："你叔叔都这把年纪了，哪还会让他干什么重体力活！以前忙着工作也没什么爱好，退了休突然没事干，天天躺卧在沙发上看电视，一坐就是一天！"小李意识到叔叔可能得了腰椎间盘突出，于是建议婶婶："赶快让叔叔在硬点的床上平躺几天，万万不能再继续瘫坐在沙发上了，时间长了可能会导致腰椎间盘突出，最好去医院找骨科检查一下。"在小李的建议下，叔叔去医院看了门诊，医生诊断为腰椎间盘突出。好在症状还不是很严重，没到需要手术的地步，还可以通过自身锻炼慢慢恢复过来。

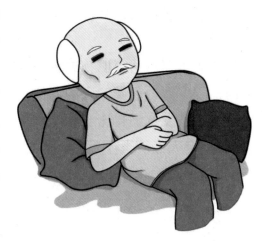

背景知识

有不少老年人，以瘫坐的姿势坐在沙发上看电视，看着看着就睡着了，醒来了之后发现腰特别疼，日积月累，各种腰颈疾病就找上了门。

"瘫坐"式坐姿，使身体与沙发座椅、沙发靠背之间，形成了一个三角形，躺坐在椅子上，使得颈椎由 C 字形变成向后凸，处于一种反向的弧度，而后背悬空，肩部和腰部成了受力点，腰椎健康的弧度将被改变。颈椎的曲度降低，会引起疼痛、酸胀，腰椎间盘受到重力的影响，变得容易膨出，最终导致腰椎间盘突出等疾病。另外这个姿势使人的重心改变，导致身体平衡受影响，老年人有可能从沙发上跌落到地上，严重时可造成骨折、关节错位、挫伤等后果。那么如何让老年人保持正确坐姿呢？

妙招在这里

1. 选择合适的沙发

（1）一看材质、面料：建议买布艺沙发，选择透气性好，又方便换洗的面料。透气性能差的沙发，不利于臀、腰、腿、臂等肌肉的散热和汗液的蒸发，天热时，易生痱子或疖疮，甚至诱发褥疮（压疮）。

（2）二看高度、扶手：沙发高度应根据身高来选择，沙发的座高应该与膝盖弯曲后的高度相符，才能让人感到舒适。一般单人沙发的座面高度为42cm左右。如果过高，老年人靠着椅背时小腿悬空，脚不着地，容易发生跌落等意外；过低，老年人站起来时会很吃力。另外，单人沙发坐面宽不应小于48cm。老年人起坐困难，调整坐姿不便，应设置高度适宜、容易握住的扶手，以起到支撑的作用。

（3）三看坐垫、靠背：坐垫及背靠垫软硬度适中的沙发坐感舒适，起坐方便。坐垫及背靠垫过软时，坐姿呈蜷缩状，人类腹部受到挤压，影响消化系统，同时脊柱形态由正常的S形严重变形为内凹形，从而造成椎间盘压力分布不均匀，使肌肉的活动度增加，导致疲劳酸痛。因此，过于柔软的沙发一坐上去就会深陷里面，往往令老年人起立时感觉非常吃力。坐垫及背靠垫过硬时，全身的重量主要集中在臀部及大腿部位，同时膝窝和小腿内侧受压，阻碍了腿部的血液流通。所以，过硬的坐垫更容易使瘦弱的老年人的坐骨神经及血管受肢体压迫，时间一长会导致下肢静脉栓塞甚至肺栓塞。

2. 坚持正确的"坐法"

（1）保持正确坐姿：在传统观念中，"坐如钟"是最健康坐姿，认为这样才不会损伤腰部和背部肌肉。但实际上，如果坐得太直，不仅会加重腰椎的负担，还会压迫血管，导致下肢肿胀。因此，从保护老年人脊椎的角度出发，正确的坐姿是身体略向后靠，脖子不要向前倾斜，双肩放松，双臂靠近躯干，膝盖在正确的角度，脚掌平行于地面，同时在腰部安放靠垫支撑。当没有靠垫时，应使背部大面积倚靠住座椅，使腰椎有依靠而不是承重。老人就座时，大腿平放，双足着地，身体重心自然略向后倾，脊柱呈正常形态，使体压分布合理，全身肌肉放松，血液循环畅通。

（2）定时起身放松：老人久坐时应至少每小时起来活动活动，一次活动时间约 10 分钟：或自由走动，或做简单运动操等，以促进血液循环，改善腿部发麻、腰部长时间受累、颈肩酸痛等症状。

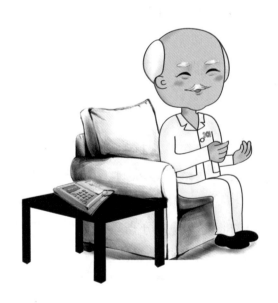

"二郎腿"的危害您了解吗?

故事导入: "二郎腿"的代价

70岁的叶婆婆,五六年前就开始出现反复腰痛,她认为年纪大了腰腿痛在所难免,所以一直没有重视。今年,腰痛明显加重,以前走路时间长了才会出现的腰痛,现在多站一会儿就会出现,几乎无法走路。叶婆婆无奈地说:"得了这种病,就好像被人罚坐一样,但坐久了同样会感觉腰酸背痛。我才70岁,难道以后都不能站起来了?"孩子带她去医院检查,叶婆婆被诊断为功能性脊柱侧弯和腰椎间盘突出症,原来是过去几十年的老习惯"跷二郎腿"害了老人家,医生说只能手术治疗才能缓解长期病痛,重新轻松地行走。

背景知识

从医学角度讲,当人们坐下时,跷"二郎腿"可以调整人体的重心,让腿部有个支撑力度,休闲的时候我们会感觉到很舒服;跷"二郎腿"可以暂时缓解下肢和足底肌肉,使肌肉群得到短暂的放松。但是近些年,功能性脊柱侧弯和腰椎间盘突出症在老年人群中的发病率越来越高,其常见诱因主要有不正确姿势、结缔组织发育异常、神经平衡系统功能障碍等,而不正确姿势中危害最大的非"二郎腿"莫属。那么"二郎腿"又会引起哪些危害呢?

(1)危害肢体功能:造成静脉曲张、血栓栓塞,最终演变成关节炎、"O"形腿。

(2)影响生殖系统健康:对于老年男性来讲,跷"二郎腿"可能会导致前列腺炎。同时,局部温度上升可能会影响生殖健康。对于老年女性而言,跷"二郎腿"会导致外阴炎或者阴道炎。

(3)引起脊柱变形:长时间跷"二郎腿"脊柱会发生侧弯,久而久之,脊椎便形成"C"字形。

（4）诱发心脑血管疾病：长时间跷"二郎腿"会导致血液上行不畅，使回流心脏和大脑的血液量减少或速度减慢。循环过慢可引起大脑和心脏供血不足，影响大脑和心脏功能，容易诱发高血压、心脏病等疾病。特别是患有高血压、糖尿病、心脏病的老人，病情可能会加重。

（5）导致"神经压迫症候群"：由于跷"二郎腿"会压迫到大腿内侧掌管感觉的股神经，容易让人感觉麻痹，时间一长还会出现整条腿丧失感觉的症状。这也就是医学上称的"神经压迫症候群"。

以上这些危害让我们对"二郎腿"又有了一个新的认知。那么怎么让老年人快速戒掉"二郎腿"呢？

妙招在这里

（1）保持正确坐姿：挺胸、抬头、双脚并拢，两脚掌着地。养成了正确的坐姿习惯，当腿想抬起时，会感觉很累且不自然，这时就可以提醒自己不能跷"二郎腿"！重新坐好，继续保持。长期坚持这个坐姿，对于塑身形也有一定帮助作用！

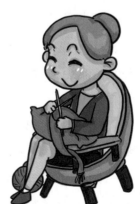

（2）在腿上放一个靠垫，或者其他有点重量或者较大的东西！只要想跷腿时，怀里的东西就左右晃动影响到你，那么就可以提醒到自己啦！当然这个办法较适用于短时间使用，长时间使用时，腿部受力时间过长对血液循环及肌肉压迫均会产生不良影响。

（3）实在忍不住跷腿时，也要注意时间不要过长，几分钟便应变换一种坐姿，或一小时后，站起来活动一下筋骨。旁人也要注意及时提醒老人。

以上几种方法，针对下意识去跷"二郎腿"的人有效，可以在想要跷"二郎腿"时，及时提醒到自己或他人！

卧床老人容易得肺炎吗？

故事导入：爷爷得了坠积性肺炎

小李的爷爷前段时间出门买菜，不小心踩到一片烂菜叶摔了一跤，导致股骨颈骨折，好在及时去医院做了手术。手术很成功，爷爷又能下地走路啦，但是因为有过跌倒的"惨痛经历"，家里人总是让爷爷不要自己走路，爷爷自己也怕再给孩子们添麻烦，而且总感觉自从做完手术后体力比以前弱了很多，所以经常躺在床上休息。逐渐地，爷爷下床的时间越来越短，最近总是咳嗽，有时还会感觉胸闷喘不上气，再去医院检查时，被告知得了坠积性肺炎。爷爷和家里人懵了，走路会摔跤，怎么躺着也会得病呢？

背景知识

坠积性肺炎是由于致病菌感染导致肺部出现的炎症，常出现在长期卧床的患者身上，长时间卧床使得呼吸道分泌物难以咳出，淤积于中小气管，局部成为细菌的良好培养基，极易诱发肺部感染，即坠积性肺炎。临床症状以发热、咳嗽和咳痰为主，尤以咳痰不利，痰液黏稠而致呛咳为其主要特点。

坠积性肺炎一旦确诊，要积极治疗，选择有效抗生素以控制病情，鼓励患者咳嗽，咳出痰液，并给予祛痰药，必要时局部引流。平时照护时可以体位排痰，翻身拍背，病情严重要吸氧、吸痰，对活动不便的老人要定期翻身，嘱患者要多饮水，清淡饮食，多进食半流质或流质饮食，保持大便通畅，还应充分保持口腔清洁，对有胃食管反流症状的患者应对症治疗，另外尚要加强对原有基础疾病的治疗。

妙招在这里

1. 咳嗽排痰很重要

(1) 有效咳嗽有助于患者气道远端分泌物的排出，保证呼吸道畅通。反之，无效咳嗽可使患者疲倦、胸痛、加重呼吸困难，因此有效咳嗽至关重要。坐位和立位时咳嗽效果更好。

1) 坐位时：让患者坐在椅子或床边，两肩自然向内弯，头稍向下，上身略向前倾，用鼻子深吸几口气后屏气几秒，胸腹部用力咳嗽，咳嗽时收缩腹肌，腹壁回缩。可用手部按压上腹部或怀抱一个枕头，帮助咳嗽。

2) 卧位时：采取屈膝侧卧位比半卧位容易咳出痰液。

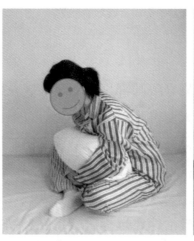
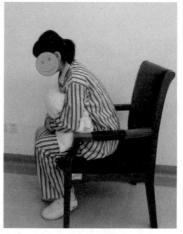
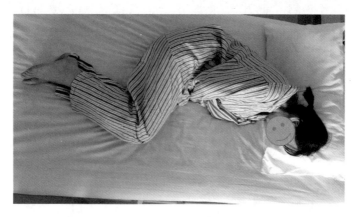

（2）叩击后背可促进气道内分泌物松动，使其容易排出，有助于防止坠积性肺炎的发生。可采用震动排痰仪或手法叩背。

1）震动排痰仪：在餐前1小时或餐后2小时进行，每天2~3次，每次15~20分钟；将排痰仪叩击头置于后背叩击处，每处停留10~20秒，由下向上，由外向内缓慢移动变换位置；叩击顺序是背部－侧胸－胸部。

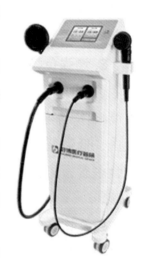

2）手法叩背：老人取侧卧位或坐位，穿单层薄衣；叩击手型为五指并拢成弓形，手掌中空；叩击方法为手掌用力，有节奏地自下而上、由外向内叩击，每次3~5分钟。

注意事项：①叩击力度以老人能承受的力度为宜；②选择餐后2小时或餐前1~2小时进行，避免引发呕吐；③用单层薄布覆盖叩击部位，不可在裸露皮肤上叩击；④叩击时避开脊柱、肾区及骨隆突部位，女性患者还要避开乳房；⑤叩击后鼓励患者深吸气、咳嗽，排出痰液。

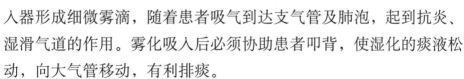

（3）雾化吸入也是一种常用的稀释痰液、促进排痰的方法，药液经过雾化吸入器形成细微雾滴，随着患者吸气到达支气管及肺泡，起到抗炎、湿滑气道的作用。雾化吸入后必须协助患者叩背，使湿化的痰液松动，向大气管移动，有利排痰。

家庭雾化吸入需要注意几点：①严格根据医嘱配置雾化液；②如雾化治疗1周效果仍不好，要及时去医院复诊；③每次雾化完，注意清洁口腔，要擦脸漱口；④每次雾化不要超过15分钟；⑤雾化时观察老人的反应，第一次雾化时在医院进行，防止出现过敏反应。

2. 口腔清洁不能忘

加强口腔清洁也是不可忽略的一关，每日（尤其是进食后）用淡盐水或温开水漱口，以减少食物残留在口腔内，防止有害细菌繁殖。

3. 增强免疫不松懈

（1）加强营养治疗：坠积性肺炎患者的饮食应以补充营养物质、提高机体免疫力和促进患者康复为原则。指导老人进食高热量、高蛋白、低盐低脂、高纤维素、高维生素饮食，补充充足能量，同时少食多餐，防止一次性摄食过多，引起胃部饱胀导致的不适或食物反流。

（2）饮食禁忌：①忌刺激性食物。辣椒、生姜、大蒜等刺激性食物会使咳嗽加重、痰量增加，甚至可能诱发哮喘。②忌含糖量高的食物。糖类及含糖量高的食物所含营养成分普遍较低，肺炎患者进食过多糖类后会使白细胞的杀菌作用受到抑制，导致身体防御、抗感染能力下降，加重肺炎症状。③忌油腻荤腥食物。油腻荤腥的食物会造成患者上火，助火生痰，增加痰液的量及黏稠度，不利于疾病的恢复，同时海鲜等荤腥还会诱发痛风，对过敏体质的人也有所伤害，因此患病期间要减少此类食物的摄入。④忌生冷寒凉食物。肺炎患者要少食生冷、寒凉的食物，如西瓜、冷饮、雪糕等寒凉食物会损伤患者肠胃，不利于患者的恢复。⑤禁止吸烟。香烟中的烟焦油及尼古丁等有害物质对患者呼吸道的伤害非常大，不但刺激呼吸道黏膜，加重咳嗽等临床症状，还损伤肺组织，造成肺炎预后不良。

（3）注意室内通风：室内通风可以减少呼吸道感染的发生，一般每次通风30分钟即可，每日2~3次。通风时注意保暖，防止患者感冒。

卧床老人该怎么运动？

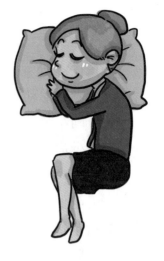

故事导入：卧床还能运动吗

护士小张过年时回家看望奶奶，发现奶奶已经不能下地活动了，吃喝拉撒都在床上，原来喜欢和小张聊天的奶奶现在少言少语，反应迟钝，看起来消瘦、衰老了很多。家人请了保姆刘阿姨负责照顾奶奶。小张发现刘阿姨虽然工作很负责，也很勤快，但是没有经过正规培训，缺乏必要的专业知识，认为人老了尤其是卧床老人自然而然吃得少、说话少，只要保持床单干净、身体清洁、不长压疮就好。小张一边给刘阿姨示范如何帮助奶奶运动，一边耐心地告诉刘阿姨：卧床老人也需要运动，包括主动运动和被动运动，否则老人会发生便秘、营养不良、肌肉萎缩、下肢血栓、坠积性肺炎等并发症，严重者会危及生命。

背景知识

老年人因机体机能衰弱，逐渐处于失能、半失能状态，卧床时间延长。长期卧床极易产生相关并发症，严重影响老人的生活质量及生命安全，适当合理的运动可有效预防并发症的发生，减缓机体功能衰退速度。卧床老人的运动包括主动运动和被动运动。主动运动是以患者为核心，主要针对尚有一定活动能力且能配合的老人，在没有辅助的情况下完成的身体活动，顾名思义就是自己完成运动。被动运动以照护者为主导，主要针对没有自主活动能力的老人，依靠外力来完成肢体的活动，目的是促进血液循环、维持关节韧带的活动度、防止肌肉萎缩等，常见的形式有推拿（按摩）、局部牵伸、被动屈伸等，比如按摩腹部有助于促进肠道蠕动，防止便秘。

妙招在这里

1. 循序渐进

卧床老人运动要量力而行，循序渐进，从被动运动到主动运动，从大关节到小关节，从简单到复杂，如果运动过程中出现疼痛等不适，应减少运动范围和运动量，调整运动方式。

2. 三个"3"

一天至少做 3 次运动，一次 30 分钟，每个动作保持 3~5 秒。

3. 被动运动

（1）腹部按摩：腹部按摩可以有效预防便秘，通常照护者站在老人右侧，具体步骤是：

第一步：从胃开始。

按摩位置：左上腹（左侧乳头直下，与肋骨的交点，右手的食指与肋骨相贴）。

按摩方法：以揉法为主，掌根或鱼际部分吸附于左上腹，按摩 5 分钟。

注意事项：餐后 2 小时再按摩。

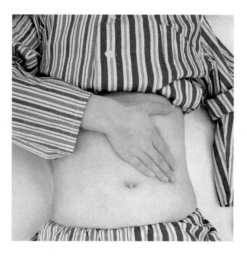

第二步：按脾及十二指肠。

按摩位置：肚脐。

按摩方法：以揉法为主，掌根或鱼际部分吸附于左上腹，按摩 5 分钟，同时可使用震法（即：手掌部附着于肚脐，做连续不断上下震颤动作）。

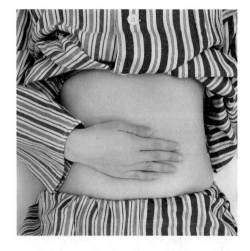

第三步：大小肠的交汇。

按摩位置：阑尾，右手小指紧贴髂前上棘（人体平躺时，腹部与腿部相连最明显的高骨）。

按摩方法：以揉法为主，掌根或鱼际部分吸附于左上腹，避免滑动和摩擦，按摩 5 分钟。同时可使用震法。

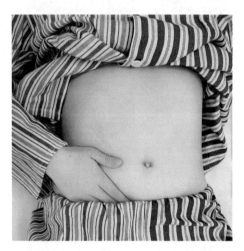

第四步：从大肠按到直肠。

按摩位置：右侧腹、上腹及左侧腹。

按摩方法：以摩法和擦法为主，用一定的力量，按顺序摩擦腹部皮肤，周而复始，共计 5 分钟。

注意事项：力度要适中，同时观察老人反应，询问力度是否合适。

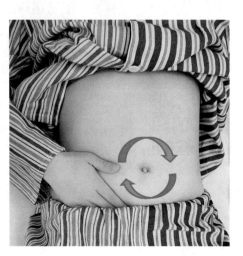

（2）四肢被动运动：被动运动前照护者要取得老人信任，使老人心情愉悦放松；可同时播放舒缓音乐，运动在无痛、安全、不造成伤害的前提下进行。

1）肩关节屈曲运动：一只手扶肘关节，另一只手扶腕关节，手指伸展位，前臂外旋，向前、向上，高举90°，保持肘关节伸直。

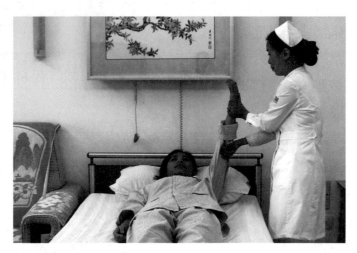

2）肩关节外展运动：一只手扶肘关节，另一只手扶腕关节，手指伸展位，上肢抬高30°，自然外展90°。

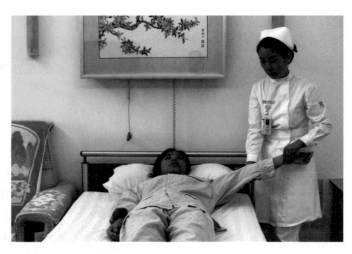

3）肩关节外旋、内收运动：患者上肢伸直，一只手握肘关节，另一只手握腕关节，进行肩关节内、外旋运动。

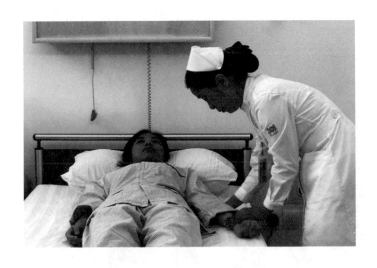

4）肘关节屈伸运动：患者上肢自然位，一只手扶肘关节，另一只手握住腕关节，抬起上臂，肘关节屈曲固定，被动屈曲患肘关节至最大屈曲位，触摸患者鼻尖、额头、头顶，然后还原。

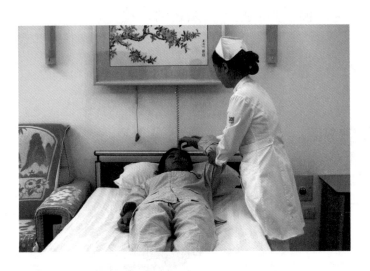

5）腕关节背伸，掌指关节屈伸运动：肘关节屈曲 90°，一只手固定腕关节，另一只手扶握手指，进行掌指关节屈伸训练，同时使腕关节背伸。

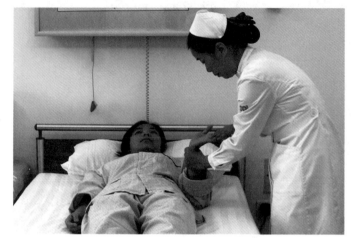

6）拇指被动运动：肘关节屈曲 90°，一只手固定掌指关节，另一只手握拇指，进行屈曲、伸展、掌侧外展（与手掌垂直）、桡侧外展（与手掌同平面）和对指等复杂运动。

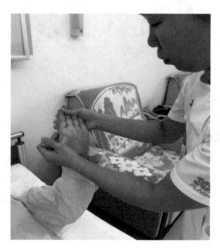

7）髋关节屈伸运动：患者仰卧位，一只手托踝关节，另一只手托膝关节，屈曲髋关节和膝关节至最大位。

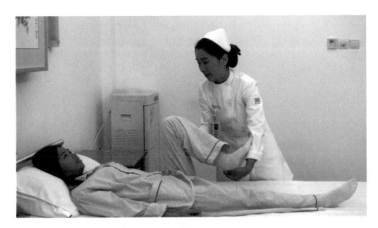

8）髋关节内收、外旋运动：患者仰卧位，屈髋、屈膝，脚踩床面，一只手托踝关节，另一只手扶膝关节，做髋关节内、外旋运动。

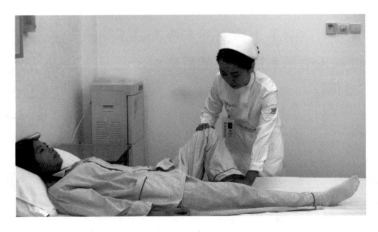

9）踝关节背屈运动：一只手固定踝关节，另一只手手心握住足跟，前臂贴脚掌，用力向上拉动。

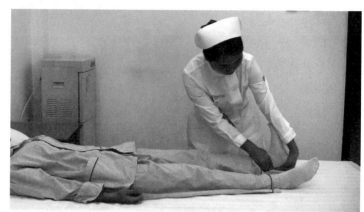

10）脚趾关节背伸、踝关节环绕运动：一只手握住踝关节，另一只手握住脚趾，脚趾关节前屈、背伸，做踝关节环绕运动。

4. 主动运动

（1）肩关节运动：两手十指交叉于腹部，手臂伸直，上举过头顶后回到腹部，然后顺时针、逆时针交替绕头画圈。

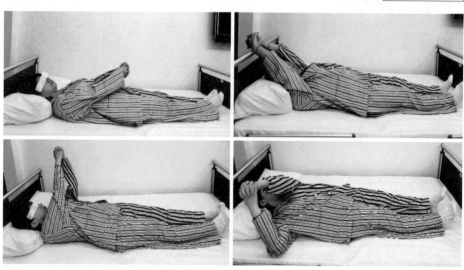

（2）肘关节运动：双手十指交叉，左上－右下、右上－左下对角线运动几次，然后肘关节伸屈、前臂旋前、旋后若干次。

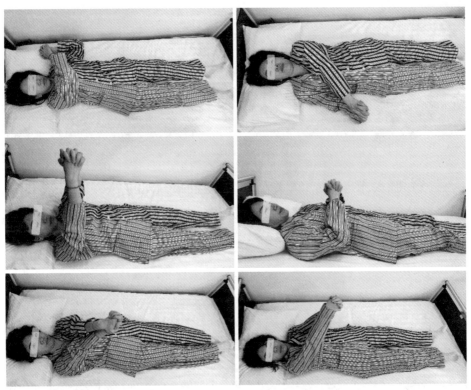

（3）上臂伸展运动：老人呈仰卧位，双手平举放在身体两侧，两腿伸直，上半身向右旋转，复原，再换方向，向左旋转。以上动作可左右交替进行数次。

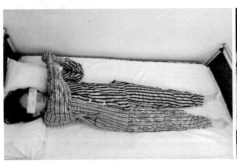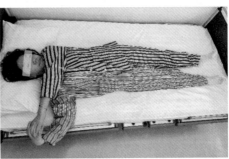

（4）髋关节运动：髋关节外展、内收交替几次（如老人一侧肢体无力或偏瘫等可将健侧脚带动患侧脚），膝关节屈曲后髋关节外旋、内旋交替几次，然后髋关节左右摆动。

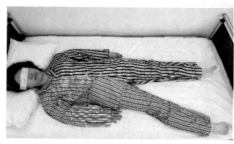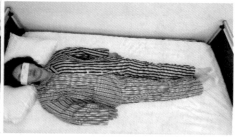

（5）膝关节运动：膝关节屈曲－伸展（如老人一侧肢体无力或偏瘫等可将健侧脚带动患侧脚）。

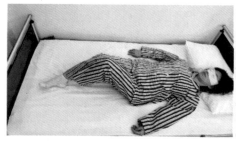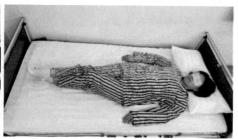

（6）腰背肌锻炼：也叫桥式运动，健侧腿或双腿屈膝，将臀部抬离床面，双脚支撑于床面，用力向上抬高，停留 5 秒后再放下，重复几次。

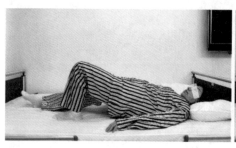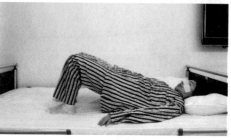

（7）立膝骨盆扭动：仰卧，双膝屈起并拢，然后向左右侧轮流倒下，使骨盆随之转动。下肢肌力差，不能自己弯膝盖的，可以由他人予以辅助。随着锻炼次数的增多，他人可逐渐减少助力，直到能够全部依靠自己完成。该运动可以增加下肢力量，维持膝、髋关节的活动量，增加骨盆的灵活度。

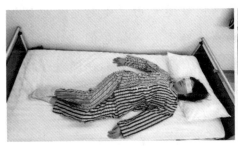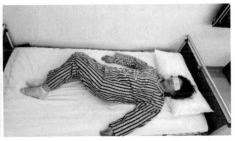

（8）足踝运动：以深呼吸为节拍引导足踝主动屈伸运动，深吸气引导足踝背伸30°、深呼气引导足踝趾屈45°运动，持续45秒，然后以踝关节为中心，脚趾做360°绕环，尽力保持动作幅度最大，绕环可以使更多的肌肉得到运动，顺时针和逆时针交替进行。该运动能促进下肢静脉回流，有效降低长期卧床老人静脉血栓形成的风险。

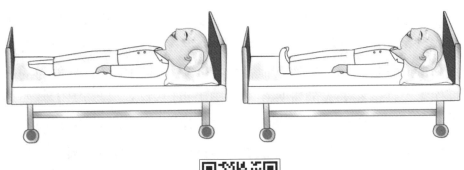

老人跌倒该怎么预防?

故事导入: "顶梁柱"倒了

年过八旬的张大爷一直是家里的"顶梁柱",总是乐乐呵呵地忙里忙外,做饭、洗衣、打扫卫生、买米买面、陪老伴遛弯……近两年张大爷身体不如以前,经常感觉双腿无力,走起路来也不像以前那般矫健,但他依然不停歇地操持着家务,邻居们都劝张大爷拄个拐走路稳当点,可张大爷就是不听,两个儿子都在国外生活,要请保姆照顾二老生活,也被张大爷严词拒绝。过年前,张大爷擦玻璃窗时右腿突然发软,从凳子上跌坐在了地上,摔成了股骨颈骨折。手术后,病床上的张大爷每每聊起这件事都感慨万千:"年纪大了要服老,不能逞强要听劝,早作准备防摔倒啊!"

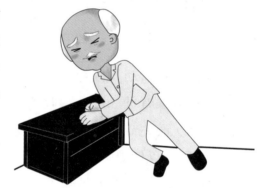

背景知识

65 岁以上老人年跌倒发生率约为 33%,其中半数以上会发生再次跌倒;80 岁以上老人年跌倒发生率高达 50%,10% 的老人因跌倒造成骨折,或者导致其他丧失社会独立性和生活自理能力的严重伤害,跌倒在老人的意外伤害死因中也居首位。导致老人跌倒的原因有很多,比如身体平衡能力下降、肌肉力量减退、疾病因素、药物不良反应等,此外还有家中环境杂乱、老人的心理因素等,都有可能导致老人摔跤。老人跌倒问题如此严峻迫切,我们应该怎样帮助老人做好跌倒防控呢?

妙招在这里

1. 一套家庭防跌体操

这套名为"活力不倒翁"的家庭防跌体操以静态及动态平衡训练为主，参考 Fall Proof 重心控制训练课程及新西兰 Otago 运动课程的动态平衡训练项目调整设计而成，包括 3 组共 10 个动作，经过培训掌握后，居家独立完成。疗程为 4 周，每周 3 次，每次治疗时间为 20 分钟，共计 12 次。

（1）静态动作：

1）直线站立平衡：采用站立姿势，一开始可扶着物体支撑，信心增加后，可尝试不扶物站立。

姿势：双脚呈直线站立，一脚前一脚后，脚跟对脚尖。

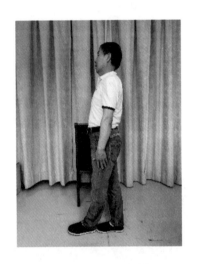

2）单脚站立平衡：采用站立姿势，一开始可扶着物体支撑，信心增加后，可尝试不扶物站立。

姿势：单脚站立，脚向前或向后抬起皆可。

目标：至少维持站立 20 秒，时间愈长愈好。

变换：换另一只脚做单脚站立动态动作。

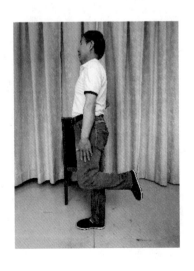

（2）动态动作：

1）侧走运动：

站姿：手扶着椅子，将脚向旁边移动，依照能力程度，改变支撑：双手扶→单手扶→不需扶着椅子。

目标：左右来回侧走 2 步，维持30 秒。

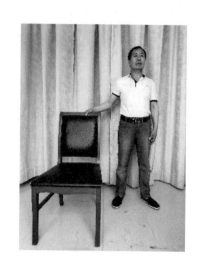

2）踮脚尖：扶着椅子，踮起脚尖，重复 10 次。慢动作执行，每个动作至少维持 1 秒。

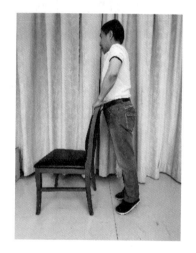

3）抬脚尖：扶着椅子，脚跟固定不动，抬起脚尖，重复 10 次，慢动作执行，每个动作至少维持 1 秒。

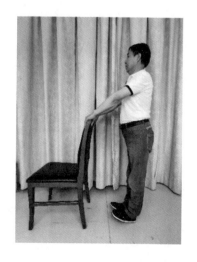

4）原地走路：侧站姿，用一只手扶着椅子，原地踏步 30 秒，重复 3 次。变换转身换手扶椅，走路 30 秒，重复 3 次。

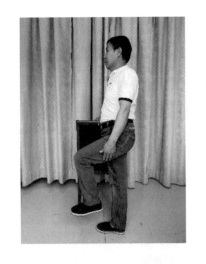

5）摆动腿部活动：侧站姿，用一只手扶着椅子，前后晃动腿部 10 次。变换转身换手扶椅子，晃动另一只腿 10 次。

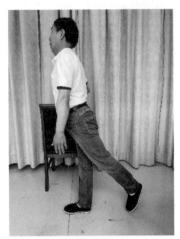

（3）动态－走路运动：

1）踮脚尖走路：站姿，可扶着物体行走，若能力增加后，可以不扶物体行走。抬起脚跟，用脚尖走路，向前行走 10 步，转身，用另一只手扶着物体向前走 10 步。重复 3 次。

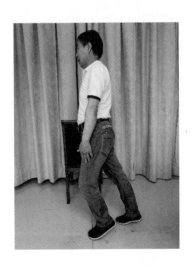

2）用脚跟走路：站姿，可扶着物体行走，若能力增加后，可以不扶物体行走。抬起脚尖，用脚跟走路，向前行走10步，转身，用另一只手扶着物体向前走10步。重复3次。

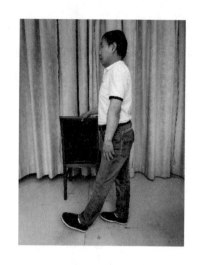

3）直线向前行：站姿，可扶着物体行走，若能力增加后，可以不扶物体行走。脚尖对脚跟，走直线，向前行走10步，转身，用另一只手扶着物体，向前走直线10步。重复3次。

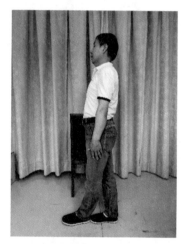

4）直线向后行：站姿，可扶着物体行走，若能力增加后，可以不扶物体行走。脚尖对脚跟，走直线，向后行走10步，转身，用另一只手扶着物体，向后走直线10步。重复3次。

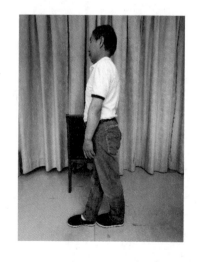

2.三类助行器具来帮忙

（1）手杖和四角叉：

1）手杖和四角叉：可以帮助身体保持平衡。使用时要符合力学要求，用健侧手或力量较强健的一侧手持。四角叉底部面积比普通手杖大，所以更稳固。使用前需调节高度并检查稳定性，调节高度为手杖顶部与手腕内侧的结合处齐平，手握手柄时，肘部应微屈。

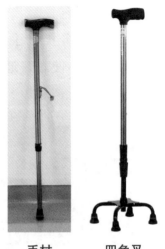

手杖　　　四角叉

2）使用方法：

平地前进：拐杖放前约一步距离 - 弱脚先行 - 好脚跟上，或者拐杖和弱脚同步前行 - 好脚跟上。

上下楼梯：上楼梯拐杖先上 - 好脚上 - 弱脚跟上；下楼梯拐杖先落 - 弱脚落 - 好脚跟着落。

（2）助行器：

1）助行器分类：固定型适合下肢损伤者，交互型适合平衡能力较差者，前方有轮型适合上肢肌力差者，代步车步行不稳者。使用前需调节高度并检查稳定性，调节高度为助行器的顶部与手腕内侧的结合处齐平，手握手柄时，肘关节弯曲约30°。

2）行走方法：助行器前移一步距离 - 患侧（弱腿）迈步 - 健侧（好腿）跟进 - 双脚持平（开始下一个循环）。

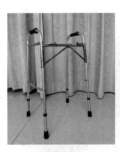 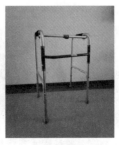 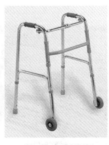 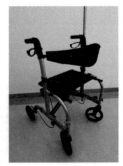

固定型　　　　　交互型　　　　前方有轮型　　　　代步车

（3）轮椅：

1）轮椅分类：手推轮椅和电动轮椅。前者适用于一般情况，或短期行动不便者，通常需要家人陪同推行；后者可自行操作，更加方便。

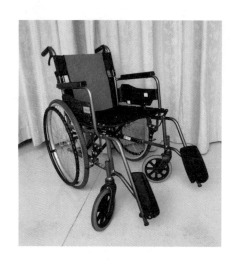 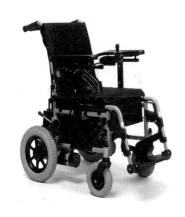

2）使用注意事项：使用前需检查轮椅性能，尤其是刹车功能是否良好。安全移动的关键在于轮椅与床的角度正确，一般呈30°~45°，轮椅和床均要固定。推行时下坡应减速，并将轮椅倒过来推，上坡或过门槛时，应翘起前轮，使老年人头、背部后倾，并嘱老人抓住扶手，以免发生意外。

3.六个需改造的居家环境

（1）室内灯光适宜，不宜过亮或过暗；电灯开关有夜光提示，在床上应随手可开关灯；黑暗处安装灯泡,尤其是存放物品处应明亮。

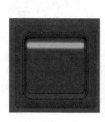 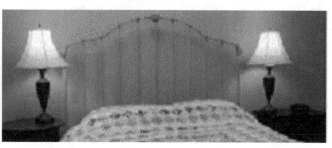

（2）室内地面应平坦，不宜高低不平，不要设置门槛；不宜太光滑，可以刷防滑的油漆，也可铺地毯，地毯应放平整，边缘不卷曲；地垫应选择防滑型，且固定在地面上，不可松动；地面上有液体时，应有醒目标识，并立即将其擦干净；地面应整洁，尽可能不放或少放东西，及时清除走廊上的障碍物。

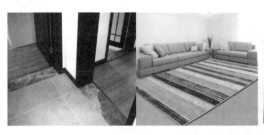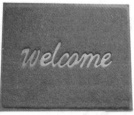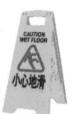

（3）客厅中椅子和沙发的高度适宜，有坚固的扶手，椅面勿过软；必要时在墙壁安装结实的扶手；除去通往安全通道的一切障碍物：脚凳、杂志架、鞋、衣服等；家具应放置在合适的位置，避免开窗或取物时伸手太远或弯腰。桌角尽量采用安全桌角，避免磕碰。家中若饲养宠物，应固定其活动范围，避免宠物在脚下乱跑，导致老人摔跤。

（4）卧室内应装部电话或接分机，放在床头桌上。最好在床边安装紧急呼叫器。选择可调节床，床的高度应适中，以方便上下床。床上若铺电热毯，应将电线系好，按钮放在伸手可及的地方。床罩不应有穗或绳等坠物。卧室应设在距离卫生间较近的位置或卧室内带有卫生间，缩短如厕所需的时间。

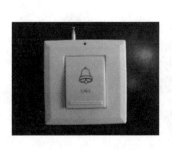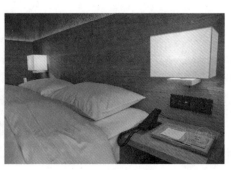

（5）厨房内厨具摆放整齐，尽量伸手可及，减少高处取物；随时将溢出的液体擦干净，地面上的厨余垃圾及时清理干净。

（6）卫生间，使用防滑垫；洗漱用品应放在容易拿到的地方，避免弯腰或伸手太远。马桶高度应适宜，方便起坐，并在周围安装合适的扶手。浴室和卫生间的门能让轮椅方便进出。为体弱而无法站立的老人准备淋浴座椅。

4. 七个时刻高度警惕防跌倒

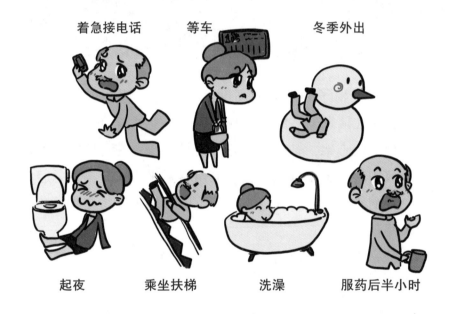

当跌倒不可避免发生时，教您四招正确的处理方式。

5. 四大招数减少跌倒时造成的损伤

当跌倒不可避免发生时，教您四招正确的处理方式。

（1）避开关节、头部等重要部位。

1）屈曲四肢关节，弯腰低头，主动降低重心，减轻倒地时的冲击。

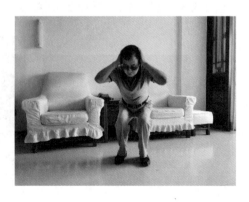

2）双手护住头部，避免头部撞击，减少头部受撞击的可能。

（2）尽量减少支撑的企图：倚靠固定物顺势倒下，尽量做到以一侧身体着地，避免前倾或后仰倒地，台阶上侧身跌倒可以避免滚落。

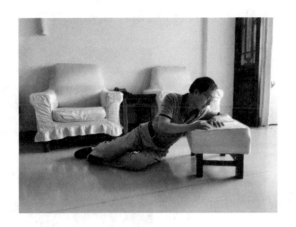

（3）若难以快速反应，可采取用手撑地的方式：用手撑地可减轻伤害和治疗的难度，避免腰和大腿等其他部位骨折导致长期卧床，手腕部损伤不会发生致命的并发症。

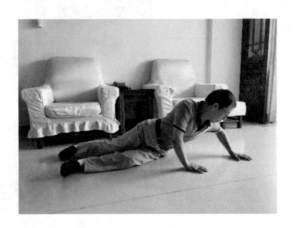

（4）若发生跌倒，要学会自救。

1）尝试站起来：抓住牢固的东西尝试站起；休息片刻，检查有无受伤。

2）不能站起时，则尝试向有人处滑动、爬行求助。

3）向有人处高声大叫、打电话、按报警器等方法求助。

```
跌倒了（清醒）
      ↓
沉着冷静，仔细考虑自己的处境
      ↓
做出是否能够尝试站起来的决定
      ↓                    ↓
我尝试站起来            我站不起来
      ↓                    ↓
抓握牢固的东          尝试滑动或爬行
西帮助站起            来向别人求助
      ↓                    ↓
休息片刻              爬至有人处、电话、
恢复体力              报警器、高声大叫
      ↓                    ↓
告诉别人              让自己感到
您跌倒了              舒适和温暖
```

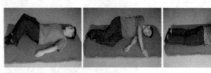

跌倒如何自行起身

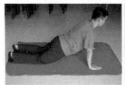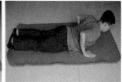

背部着地后弯曲双腿、挪动臀部、向依托物方向翻转身体成俯卧位

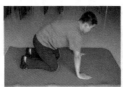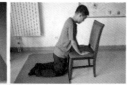

双手撑地抬起臀部弯曲膝关节

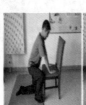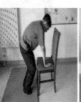

面向椅子跪立双手扶住椅面

以椅子为支撑缓慢站起

如何安全地将老人从床上移至轮椅?

故事导入：床与轮椅间的小距离引发的大烦恼

2020 年的春节，由于新冠疫情的发生，保姆无法回来，这段时间是女儿小薛一直照顾老父亲，老父亲行动不便，近几年一直在轮椅上活动，每次当父亲要从轮椅移到床上，或者从床上移到轮椅上的时候，小薛手忙脚乱不说，还累得腰酸背痛，有几次差点将父亲摔到地上，多亏小薛反应比较快，不然后果不堪设想。这件事情给小薛留下了深深的阴影，上网查、向邻居家的保姆学，经过一段时间的琢磨和实践，总算是可以让老人安全地坐到轮椅上了。

背景知识

老年人由于身体机能的下降，可能会导致下肢功能障碍、行走困难，严重影响老年人的生活及社交活动。因此，轮椅已成为行动不便老年人最方便的代步工具。轮椅的使用提高了老年人的日常生活能力，保证了老年人参与社会活动的能力，进而促进老人的身心健康。但是，轮椅的转移也会存在一定的风险。有研究显示，正确地进行轮椅转移，可以将跌倒等不良事件的发生率降低 92.3%。那么如何掌握轮椅转移的技巧呢?

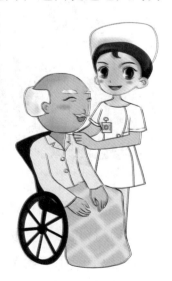

妙招在这里

1. 照护者徒手五步法

一固定、二站立、三环颈、四转身、五就座于轮椅。

（1）一固定：将轮椅的椅背与床尾平齐，与左侧床尾呈30°~45°，拉起刹车闸，固定轮椅，翻起脚踏板。

（2）二站立：照护者站于轮椅同侧，扶起老年人坐起，协助坐于床边，双腿自然落在床边，老年人坐稳后协助穿好外套和鞋子。

（3）三环颈：照护者面向老人，右脚放在老年人双腿之间，前后站立。告诉老人环抱照护者的颈部，照护者双手拉起老年人的腰带，使老年人缓慢站起。

（4）四转身：以照护者足部为转轴，顺势将老年人移至轮椅前，确认安全无误后，将老人转移到轮椅内。

（5）五就座于轮椅：放下脚踏板，将双脚放在轮椅脚踏板上，告诉老人身体一定要向后靠，不要向前倾。

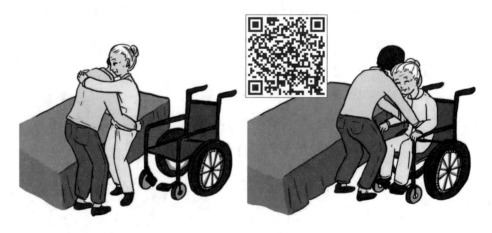

2. 照护者借助辅助用具轮椅转移法

（1）移位板：轮椅与床呈30°~45°，轮椅稍低于床的高度，将移位板放于床与轮椅之间，移动面会倾斜，老人将臀部移到移位板上通过移位板移至轮椅。

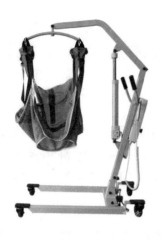 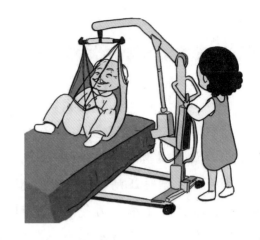

（2）移位机：升降移位车使用吊具、椅子将老人抬起，小脚轮在地板上移动将老年人移动至轮椅上。

（3）三个要点要注意

1）注意轮椅性能是否完好，转移前轮椅是否固定好，即手刹要刹牢，脚踏板要竖起。

2）注意轮椅与床尾的角度应为 30°～45°。

3）转移过程中注意动作一定要稳。

不是大力士，如何帮卧床老人改变体位？

故事导入：力气小不是"事儿"

小李的公公今年 79 岁，瘫痪多年，卧床期间一直是小李照顾，由于小李近期身体不适，给公公找了保姆。公公长期卧床，需要经常变换体位预防压疮，而公公体型偏胖，保姆为公公更换体位特别困难，往往费了很大力气才能做到。蛮力却给公公带来了不适，保姆跟小李说："给叔叔翻身，每次都用尽了力气，腰都快折了，却达不到好的效果。"小李听后，跟保姆说："其实翻身是有技巧的，不是光靠蛮力。"于是结合自己多年的经验，小李给保姆讲了如何帮卧床老人变换各种体位的技巧和方法，既节省力气，又能让他们感到舒适，还能更好地预防压疮。

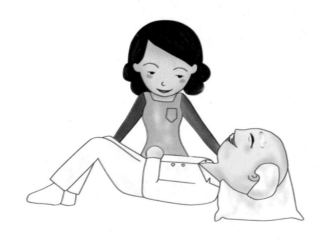

背景知识

在 2016 年压疮指南中，将压疮改名为压力性损伤，指出其是发生皮肤和（或）潜在皮下组织的局限性损伤，通常位于骨隆突处，由压力和压力联合剪切力所致。老人是压力性损伤的高发人群之一。有研究表明，对于 60 岁以上的老人，每增加 10 岁，发生压力性损伤的可能性就增加 20%。因此，对于长期卧床的老人来说，预防压疮是关键。而改变体位不仅可以减轻局部组织受压，促进血液循环，有效预防压疮的发生，还可以增加肺活量，防止坠积性肺炎，同时还能保证老人舒适。那么如何帮助老年人正确的改变体位呢？

妙招在这里

1. 协助老年人移向床头法

（1）单人移动法（一横二握三蹬四放）：

1）一横：将一软枕横立于床头，避免移动时撞伤。

2）二握：老人仰卧屈膝（平躺，双腿弯曲，双脚支撑于床面上），双手握住床头栏杆，也可双手搭在照护者肩部或抓住床沿。

3）三蹬：照护者两腿适当分开，一只手托住老人肩背部，另一只手托住腘窝向上，同时让老人两臂用力，脚蹬床面，托住老年人重心顺势向床头移动。

4）四放：放回软枕。

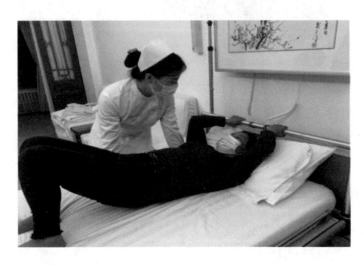

（2）双人移动法（一横二仰三抬四放）：

1）一横：将一软枕横立于床头，避免移动时撞伤。

2）二仰：老人仰卧屈膝（平躺，双腿弯曲，双脚支撑于床面上）。

3）三抬：两位照护者站在床的同侧，一人托住肩及腰部，另一人托住臀部及腘窝部，两人同时抬起老人移向床头。

4）四放：放回软枕。

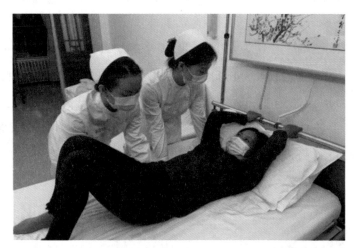

2. 协助老人翻身（以左侧卧位为例）

（1）一位照护者（一摆二挪三（推）翻四垫）：

1）让老人平躺（仰卧），双手交叉（相握）放于腹部，双膝屈曲（双腿弯曲），双足（脚）支撑于床面上。

2）照护者站在床右侧，将左前臂（左胳膊）放于老人的头颈肩，右手放于老人的腰下，将老年人轻轻抬起挪向床边（照护者侧），然后依次挪动臀部和下肢。

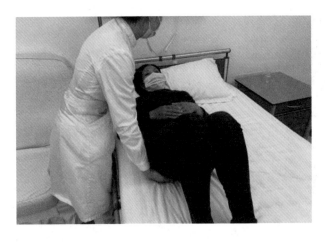

3）一只手扶肩，另一只手扶膝，轻轻推动老人转向对（左）侧，即左侧卧位。使左上肢（胳膊）与躯干部成90°，右上肢（胳膊）放于腹部，上腿屈膝（弯曲），下腿伸直略弯曲。

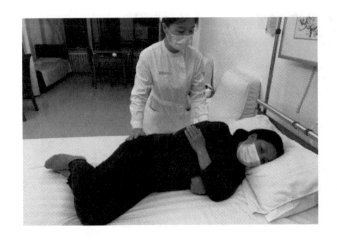

4）在老年人的背部、胸前及两膝（腿）之间垫上软枕。

（2）二位照护者（以左侧卧位为例）：

1）让老人平躺（仰卧），双手交叉（相握）放于腹部，双膝屈曲（双腿弯曲），双足（脚）支撑于床面上。

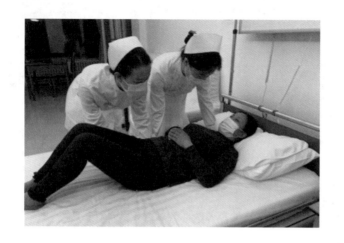

2）照护者站在床的右侧，一人托住老人的肩部和腰部，另一个人托住老人臀部和腘窝部，两人同时抬起老人挪向近侧（照护者侧）。

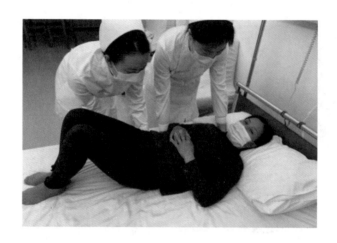

3）分别托起老人的肩、腰、臀和膝，轻轻将老人翻向对（左）侧，即左侧卧位。使老人左上肢（胳膊）与躯干部成 90°，左上肢（胳膊）放于腹部，上腿屈膝（弯曲），下腿伸直略弯曲。

4）在老人的背部、胸前及两膝（腿）之间垫上软枕。

3. 协助老人床上坐起

让老人双上肢（胳膊）放在身体的两侧，双侧肘关节屈曲支撑在床面上；照护者站在老人前方，双手托住老人双肩并向上拉，让老人利用双肘的支撑抬起上部躯干后，慢慢改用双手支撑身体而坐起。

4. 协助老人卧床

（1）老人坐于床上，用双手支撑于床面，逐渐改用双侧肘关节支撑身体，使身体慢慢向后倾倒。

（2）照护者站在老人侧前方，双手扶托老人双肩以保持老人向后倾倒的速度，直到老人完全仰卧在床上。

5. 辅助器具的使用（移动滑布）

（1）协助老人移向床头法：

方法一：能自行抬臀部的老人。

1）将移动滑布对折铺于老人身下（铺在背部到头部的位置）。

2）让老人双手交叉放于胸前，双腿屈曲，让老人用自己的腿部力量向头侧移动，稍抬起臀部双腿用力伸展，移动到目标位置后，让老人将臀部放下，取出移动滑布。类似于下图：

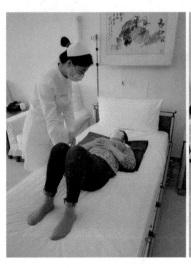 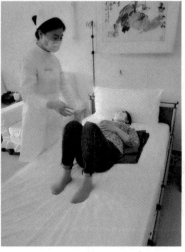

方法二：腿部力量较弱的老人。

1）将移动滑布对折铺于老人身下（铺在臀部到肩部的位置）。

2）让老人双手交叉放于胸前，双腿屈曲，轻抵老人膝部，防止腿部倒下，从下方轻推臀部，移动到目标位置后，取出移动滑布。类似于下图：

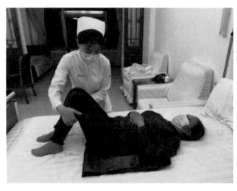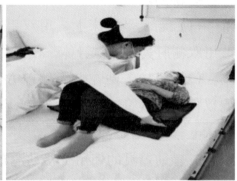

（2）协助老人翻身

1）将移动滑布对折铺于老人身下（铺在臀部到肩部的位置）。

2）让老人双手交叉放于胸前，双腿屈曲，双手抓住移动滑布的上面一层往自身的方向平拉（双腿下蹲，手臂与床平行操作），然后缓慢向上提拉，将老人身体轻轻侧翻，取出移动滑布。

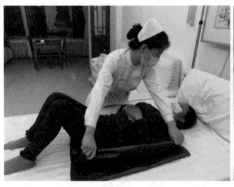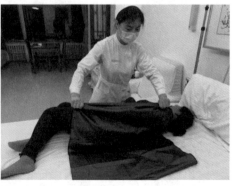

6. 协助老人上下床

（1）协助老人下床：

1）向老人解释操作目的并取得配合。

2）协助老人患侧卧位，移动双腿，下垂至床沿，穿鞋，照护者双手向上，托扶老人肩部，嘱老人用健侧手臂支撑身体，双足着地。

（2）协助老人上床：

1）协助老人坐于床边，脱鞋。

2）一手托扶肩膀，另一手托扶双腘窝，嘱老人用健侧手臂支撑床面，缓慢向下平躺，同时顺势将双脚放置床面，取舒适卧位。

7."四个防止"

（1）协助老人更换卧位时，照护者应该注意省力原则，防止扭伤。

（2）动作应该轻、稳、缓，不可生拉硬拽，避免用力过猛导致老人骨折。

（3）胃管、尿管等应妥善固定，防止脱管，改变卧位后再次检查，防止管道折叠、堵塞。

（4）对于长期卧床的老人，应该至少每2小时翻身1次，防止压疮发生。

生命体征的居家测量方法您了解吗？

故事导入：什么是生命体征

疫情终于结束了，很多城市纷纷解禁，人们终于恢复了正常的工作和生活。刚刚退休不久的张大爷决定带着老伴出去旅旅游、散散心，为了出行方便，张大爷在旅行社定了旅行套餐，工作人员介绍：特殊时期，需要张大爷进入微信群，每天提供一下当日的生命体征。张大爷也没好意思问什么是生命体征，便加入了微信群，赶紧回家跟老伴商量，可是老伴也不知道这生命体征到底是什么？

背景知识

生命体征是指体温、脉搏、呼吸、血压的总称，是标志生命活动存在与质量的重要征象，也是评估身体情况的重要项目之一，更是机体的基本监测指标。生命体征的测量相对简单，在平时照护中也较容易测量，能及时地反映机体的基本状况。故熟练掌握生命体征的正确测量的方法，有利于我们及时发现病情。那么该如何为居家老人测量生命体征呢？

妙招在这里

1.体温的测量

（1）体温计的选择：生活中常见的体温计可分为两类：一类是接触式温度计，包括最常用的玻璃水银体温计和电子数字显示体温计；另一类是非接触式温度计，包括红外耳温计（耳温枪）、红外额温计（额温枪）、热成像仪等。对于非接触式温度计，不同生产厂家，使用方法和注意事项不同，建议选用该类产品后，仔细阅读说明书，确保测量结果的准确性。

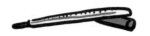
玻璃水银体温计

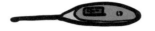
电子数字显示体温计

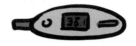
医用红外线体温计

（2）测量方法：测量体温的方法有口腔测温法、直肠测温法和腋下测温法，其中腋下测温法最常用。

1）口腔测温法：应先将体温表用医用酒精消毒，然后将体温表置于舌下窝处，切忌用牙咬，闭口 3 分钟后取出读数。成人口腔温度正常参考值为 36.3℃～37.2℃。此方法适用于玻璃水银体温计和电子数字显示体温计。

2）直肠测温法：应先将体温表用医用酒精消毒，然后将体温表前段用液体石蜡或凡士林等其他润滑剂充分润滑，取屈膝侧卧位或俯卧位，露出肛门，将表轻轻插入肛门 3～4cm，3 分钟后取出读数，最后将体温表用医用酒精进行消毒。成人肛温正常参考值为 36.5～37.7℃。此法适用于玻璃水银体温计和部分数字显示体温计。

3）腋下测温法：测温前，先擦干腋窝处的汗液，然后将体温表置于腋窝深处，屈臂将体温表夹紧，5～10 分钟后取出体温表并读数。成人腋下温度正常值为 36～37℃。此就去适用于水银体温计和电子数字显示体温计。

4）皮肤测温法：适用于医用红外线体温计，根据不同仪器的说明书，我们只需将额部或手臂皮肤置于仪器感应范围内，即可测出体温。但此方法测量结果受环境影响大，如果考虑发热，建议使用水银体温计进行再次测量。

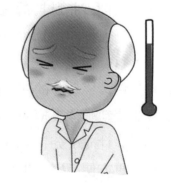

以上四个方法中，腋下测温法比较安全、方便，建议老人们在家中选择此方法测量。如果老人躁动或不配合，建议使用皮肤测温法。

（3）几点建议：

1）正常人的体温受环境及生理的影响，会稍有波动，一般温差在1℃以内。为了使测量值准确，测量前应平静休息半小时以上，避免运动、进食、泡脚等。

2）玻璃水银体温计在使用前一定要将水银柱甩至35℃以下。

3）对于老人，由于代谢率偏低，体温相对青壮年可能也会偏低。通常认为，口腔温度高于37.2℃，腋温高于37.5℃，肛温高于37.7℃，或一日内体温波动超过1.2℃，即视为发热。

4）老年人平时可多测量体温，了解自己的基础体温变化并记录，一旦发现有异常波动，应及时就医。

5）随着年龄的增大，视力变差、忘性大，市面上大多玻璃水银温度计刻度小，若摔碎后处理不当，还容易对人造成伤害，故建议老年人选择合适的电子测温仪。

6）非接触式体温计，如红外耳温计、热成像仪等易受环境、汗液等因素的影响，出现异常时，可用玻璃水银温度计或电子数字显示体温计进行复测。

2. 脉搏的测量

脉搏是指因心脏节律性的收缩与舒张，引起血管壁相应的有节奏的扩张与回缩的波动，也称为动脉搏动。脉搏检查最简单易行，老人测量脉搏是观察病情变化的重要方法，也是自我检测健康状况的简易手段，故推荐每一位老人都要学会自我监测脉搏的方法。而居家监测多指脉搏的速率（通称脉率），指搏动次数，由于脉搏的节律（通称脉律）相对复杂，不建议老人自行监测。

（1）测量方法：一般用三个手指（食指、中指和无名指）的指尖触诊桡动脉的搏动处，压力大小适中，以清楚感觉动脉搏动为度。桡动脉体表搏动最明显的位置在拇指侧腕关节近心端。触到脉搏后，计时1分钟并计数，即为脉搏的次数。为了使居家测量更直观、更方便，家人也可选购脉搏血氧仪，将其夹在老人的手指上，并保持受检手指的稳定，待显示数值无明显波动时，即可同时获得脉搏和血氧饱和度的数值。

（2）正常值：正常成人在安静状态下，脉搏为 60~100 次／分，老年人脉搏稍慢。

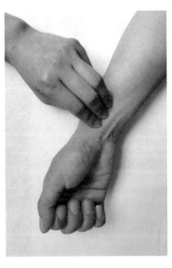
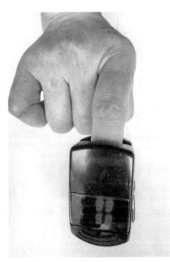

（3）四点建议：

1）测量前应平静休息半小时以上，避免剧烈活动或情绪激动。

2）若上肢做过大型手术或偏瘫的老人，建议测量健肢。

3）有条件的老人，可选购脉搏血氧仪或电子血压计，更加便捷的监测脉搏。

4）若脉搏过快或过慢，并伴有心前区不适时，应及时就医。

3.呼吸的测量

（1）测量方法：测量呼吸时，多建议由他人帮助测量，即被测量者在安静状态下，最好取卧位，测量者将手放在诊脉部位似数脉搏，观察被测量者胸部或腹部的起伏，一呼一吸为一次，计时

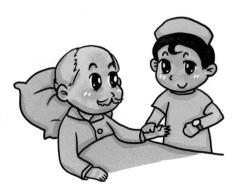

119

1分钟。当被测量者气息微弱或不易观察时，可用少许棉花或小块餐巾纸置于被测量者鼻孔前，观察棉花或餐巾纸被吹动的情况。

（2）正常值：正常健康人平静呼吸时，每分钟呼吸次数为16～20次。

4. 血压的测量

（1）测量方法：

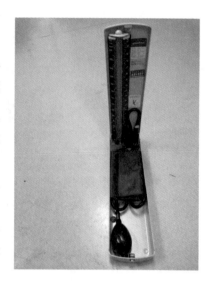

1）汞柱式血压计：使用汞柱式血压计需要佩戴听诊器，通过听肱动脉声音变化来确定血压的数值。这种血压计对听力要求较高，测量方法老年人不易掌握，居家使用较少。

2）上臂式电子血压计：一是被测量者保持坐姿或平卧位，手臂伸直，测量位置与心脏位置高度相同；二是将袖带缠绕于上臂，使袖带下边缘与肘部内侧相距两指宽，袖带与手臂松紧以能伸进1～2根手指为宜；三是按下加压按钮进行测量；四是显示屏的数值即为血压值。

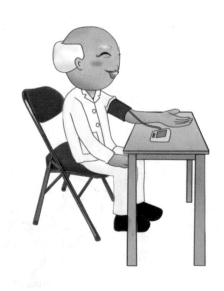

3) 手腕式电子血压计：一是选择坐姿，腕带卷绑在手腕裸露的皮肤上，血压计应位于手腕中央；二是显示屏幕与手掌均朝上，腕带卷绑位置应距离手掌1～2cm，松紧适宜；三是腕带要与心脏处于同一水平面；四是显示屏的数值即为血压值。

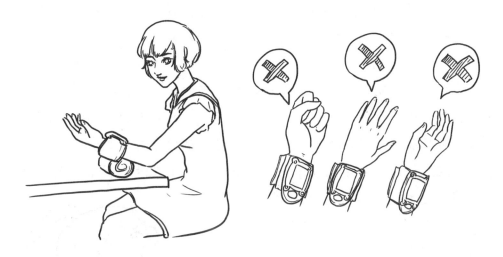

（2）正常值：正常成人在安静状态下，血压高值（收缩压）90～140mmHg，血压低值（舒张压）60～90mmHg。

（3）五点建议：

1）测量前应安静休息20～30分钟，若老人运动、洗澡、情绪激动、吸烟或进食后应休息30分钟以后再测量以免测得血压值偏高。

2）撸起袖子时，若袖子过紧，应脱去衣袖，避免影响测量结果的准确性。

3）测量时不要说话，不要移动身体。

4）为保证测量结果的准确性和可比性，我们应做到四定：定时间、定部位、定体位、定血压计。

5）若数值异常，应休息片刻，再次复测，仍有异常者应及时就医。

老人出行如何保障安全？

故事导入：心存侥幸，导致不幸

李大爷89岁了，身体硬朗，外出从来都是独来独往，孩子们觉得老人家岁数大了，怕出意外，每次老人外出都想陪同，但都被李大爷严词拒绝。一天，在家人不知情的情况下李大爷又外出了。途中在一偏僻路段突然摔倒不能动弹。因四下无人，手机又摔至远处，躺地近一个小时才被途经路人发现，好在本人意识还算清醒，路人帮忙联系家属后送往医院得到救治，被诊断为股骨骨折，治愈后出院。试想如果李大爷晕倒后无意识，身上又没有联系方式，结果将不堪设想，事后李大爷也称很是后怕，以后一定要听家人的话谨慎出行。由此可见老人出行切不可大意，不可自以为是，家人更要与社会形成合力，做到防患于未然！

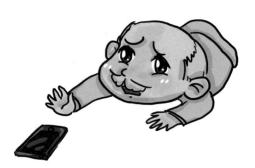

背景知识

我国人口老龄化日益严重，有关资料显示，全国现有老龄人口已超过2亿。专家预测，到2050年中国老年人口将达到总人口的1/3。老人的健康和平安对于家庭而言尤为重要。受到身体机能下降等原因的影响，老人意外事故频发，尤其外出时。近年来，老人走失、摔跤、交通事故、晨练时心脑血管事件等，都成为老年人意外伤亡的重要因素，它不仅对老年人的身心安全造成了很大的威胁，同时也带来很多社会问题，更造成了巨大的经济损失。老年人安全问题不容忽视！据统计，年满60周岁的老年人，意外事故伤亡人数占到了近2/5，这些老人本应该过着幸福的晚年生活，本应该含饴弄孙安享天伦之乐，却因为很少接受安全的宣传和教育，没有安全出行的良好习惯，未能遵守交通安全法律法规，缺乏自我保护能力，导致意外常有发生，甚至危及生命。如何远离这些"杀手"，预防各种老人日常的意外，迫在眉睫！

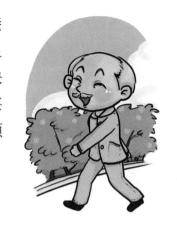

安全出行"八注意"

1. 注意交通安全，防止事故

老人外出，要多关注交通安全，提高安全意识。不管外出是否乘车，都要注意交通安全。尤其在过马路，过红绿灯时更要小心。作为家人，对老人的嘱咐和安全劝导不可缺少，形成家里家外宣传教育合力，增强老年人文明交通意识，同时尽量避免老人单独出行。老人还应尽量避免走陡峭、不平的小道，不要独自攀登山林石壁；不要乘坐两轮摩托车和改造后的电动三轮车，以免发生意外。

2. 不要走远，行动谨慎

如果不是外出旅行，千万不要到离家太远的地方，否则可能找不到回家的路；最好结伴而行，以便相互照应；行动宜谨慎小心，散步时尽量在公园或小区里，远离机动车；坐车、乘船均需精心安排，最好有人照料、随行；出游时最好选择舒适、防滑、适宜户外活动的专用鞋；如果有上坡路，或者是上阶梯的时候，如两侧有扶手，则扶着走；如果没有，要小心，尽量稳住身子，可以向前倾一下，重心向前，不要向后，以免发生意外。

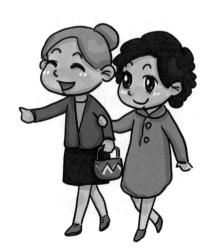

3. 备好药物，避免万一

老年人出游需带上常备用药。尤其是老年慢性病患者，除了带日常服用的药物外，还须准备一些特殊的急救用药，做到有备无患。平时需要用药治疗者不可擅自停用，否则可导致旧病复发，病情加重或恶化。

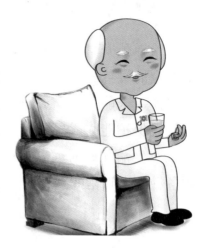

4. 带上电话，充足电量

老人外出，一定要带上手机，而且保证畅通，这样，即使是有紧急的事情，也可以打电话给儿女，或者是儿女在找不到老人的时候，给老人打电话；老人记忆力不好，有时会走丢，所以一定要把手机充好电，保证手机能正常通话。

5. 防范风险，远离隐患

这是好些老年人忽略的地方。在外出时，如果遇到有水源的地方，不要太靠近，更不要去玩水，以免发生落水事件。老年人外出，不要看热闹，即使看，也要远远地，因为万一出事了，老人腿脚不灵便，不易疏散，容易造成伤害。

6. 量力而行，随身带物

老人根据自己的喜好及条件，选择名胜古迹游或休闲度假游，注意要量力而行，不宜过分消耗体力；外出时间过长，要注意休息；若出现头昏不适时就地休息，如未缓解应联系就医；老年人出游前，要对自己的身体情况有所了解，如高血压、冠心病等疾病患者最好在疾病稳定后再出游；出游的老年病患者应带齐药物并事先告知领队和团友，以防不测。老年人出行最重要的是：身上一定要带身份证和老人信息卡，卡上有亲人的联系方式、家庭住址等，一旦发生意外也很容易通知家属。

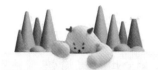

老人信息卡

姓名：

年龄：

性别：

家庭住址：

联系人姓名：

联系人电话：

既往病史：

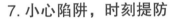

7. 小心陷阱，时刻提防

老年人出行要特别留意旅行中可能出现的购物陷阱，在购买土特产时要小心假冒伪劣商品，以及价格欺诈，不要轻易听信商家的话；一旦发现问题应该及时向旅行社反映，保证出行安全。

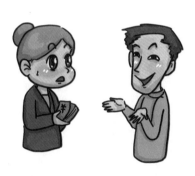

8. 饮食卫生，睡眠充足

出行时，老人要合理饮食，注意饮食卫生；旅游时体力消耗较大，要进食营养丰富、新鲜、卫生的清淡食品，并多吃水果防止便秘；注意不要吃生冷和不清洁的食品。为保证每天 6~8 小时睡眠，住宿条件要舒适安静，不要图省钱住潮湿、阴暗、拥挤的房间，以免影响睡眠，导致体力不支或诱发疾病。

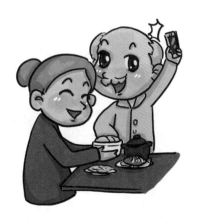

安全出行顺口溜：

减少外出不聚集，戴好口罩防病毒，

防摔防凉防意外，安全出行更愉快。

交通规则要记牢，行走要走人行道，

一慢二看三通过，意外事故定减少。

远行力争有人陪，知心亲友一路随，

常用药物随身带，有备无患才愉快。

联系畅通信息全，无忧无虑保平安，

非常时期更谨慎，理解更得众人心！

著名歌唱家佟铁鑫唱得好："最美不过夕阳红，夕阳是晚开的花，夕阳是陈年的酒。"希望老人们都能遵循安全出行原则，幸福生活万年长！

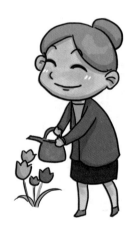

五.

卫生清洁

老人怎么洗澡才安全？

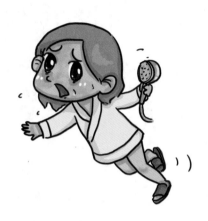

故事导入：当洗澡成为一种危险

76岁的王奶奶平时注重身体锻炼，日常生活都是自己打理，爱干净、整齐，有每天洗澡的习惯，洗澡也从不用别人协助。儿女也曾表示要为老人在浴室安装扶手，都被王奶奶阻止了。她自认为腿脚灵便，安装扶手完全多余。可意外还是发生了，王奶奶在沐浴时因脚下打滑而跌倒，导致头部受伤。

背景知识

老年人洗澡不仅能清除汗垢油污，消除疲劳，舒筋活血，改善睡眠，提高皮肤的新陈代谢功能和抗病力，而且能有效预防压疮的发生。但是老年人生理功能减退，对温度变化调节能力降低，行动敏捷度下降，浴室地面经常都是湿滑状态，因此老人洗澡时，容易导致身体功能性或器质性损伤。近几年，洗澡时烫伤、跌倒、皮肤损伤等意外事件也时有发生。对于老年人来说，洗澡也有危险，若在洗澡过程发生意外，同样会对老人带来巨大伤害。然而子女却经常容易忽略这一问题。那么，如何才能让老年人洗澡成为一件安全、健康、愉快的事情呢？

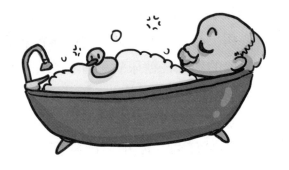

妙招在这里

1.洗澡前准备

（1）心理准备：洗澡前要保持心情放松、舒畅，在情绪激动、心情抑郁、血压过高或过低、心慌胸闷等情况下，不宜洗澡。在大汗淋漓、酒后、吃得过饱或太饿时，不适合洗澡。老人洗澡前喝杯白开水，若空腹时间超过6小时，可以补充一些糖分，以补充能量。

（2）用物准备：老年人洗澡，最好提前准备凳子，这样既节省体力，又能减少跌倒、滑倒的概率。在洗澡过程中，注意"慢起慢坐"，如果动作太猛，容易导致大脑供血不足，老人常有眼前发黑、头晕甚至晕厥症状；穿防滑拖鞋；毛巾、换洗衣服放在方便拿取的地方。

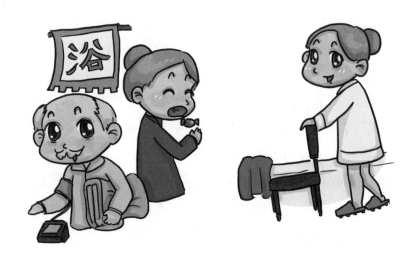

（3）药物准备：有高血压的老人，应在血压控制稳定的情况下洗澡；冠心病、心绞痛的老人，可提前准备好硝酸甘油或速效救心丸，放在易取的地方；糖尿病患者在吃完降糖药或打完胰岛素还没来得及吃饭的时候，不宜洗澡。

2. 洗澡过程"六不宜"

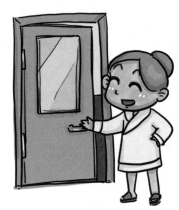

（1）水温不宜过高：老年人洗澡前，将室温调成 24～26℃，水温最好控制在 40～45℃。老年人的血管弹性差，调节功能也相对比较弱，如果洗澡的水温太高会导致心脑血管缺血，容易诱发心脑血管疾病，而且洗澡水温度过高，容易引起皮肤瘙痒，甚至诱发老年红皮病。

（2）浴室不宜锁门：锁门洗澡是一个好习惯，但老年人手脚不灵活、行动笨拙，洗澡时不锁门，以便在发生意外的时候能得到及时救助。另外，家人们对于老年人的洗澡时长也要多留意，一旦老人进入浴室的时间较长，就要敲门询问一下老人的情况，以免发生意外时，耽误救援时间。

（3）时间不宜过长：浴室通气性较差、温度高、湿度大，导致浴室内的氧气含量较低。老人体质一般较弱，长时间浸泡在热水里，引起全身体表血管扩张，组织流量增多，而脑组织血流量减少，会出现头晕、目眩、心慌、胸闷、晕厥等症状，因此洗澡时间不宜过长。建议老年人洗澡时间为 10～15 分钟。

（4）搓澡不宜用力：老年人皮肤比较干燥，表皮大多萎缩变薄，用力搓澡会损伤表皮，诱发毛囊炎等感染性皮肤病；不宜选用碱性皂液，最好选用弱酸性的硼酸皂或羊脂香皂。

（5）饭后不宜立即洗澡：饭后胃肠黏膜血管扩张，血液分布集中在肠胃，而脑部组织血液供应相对减少，加上表皮血管扩张，若立即洗澡会加重脑组织的供血不足，容易发生晕厥。所以老年人应在饭后1小时后洗澡为宜，最好在洗澡前喝一杯温开水。

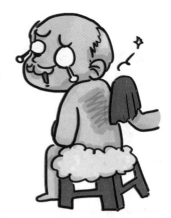

（6）洗澡次数不宜过频：老年人皮肤干燥，洗澡次数不宜过于频繁，冬季每周一次，夏季每周最好两次，具体次数可酌情安排。洗完澡及时擦干身上水滴，做好保暖，头发用吹风机吹干；身上涂润肤乳，防止皮肤皲裂。

3. 安全设施有必要

（1）浴室是老年人使用频率较高而又容易发生意外的生活场所，因此设计必须适合不同老年人的需要。浴室周围应安装扶手，浴盆安装不要过高，浴盆旁边安装扶手、呼叫器等；浴盆底部放置橡胶防滑垫。

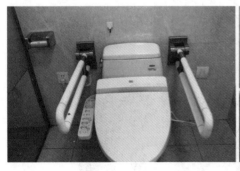
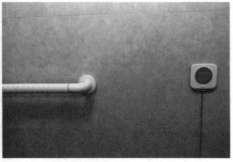

（2）浴室安装排风扇，能及时排除蒸汽，马桶、淋浴喷头处要安装扶手，方便老年人使用；下水道应排水通畅，地面避免积水，地面铺防滑地砖和防滑地垫。

口腔清洁有多重要?

故事导入:拒做"老掉牙"

护士小张发现自己的姥姥最近消瘦得厉害,吓得她赶紧带姥姥去医院进行了全面查体。结果发现,姥姥并没有什么大的疾病,而是口腔出了问题。医生查体后发现小张姥姥患有严重的牙周炎,口腔内不仅有大量的牙结石且牙龈红肿,还有严重的口臭,另外牙齿已经掉了将近1/3,剩下的也是松松垮垮,一碰就疼,已经失去了咀嚼功能。这时姥姥才说:"因为牙口不好,现在很少吃肉,饭菜也要做得特别烂糊,不用咀嚼就可以直接咽下去。"小张问姥姥:"那您怎么不跟我们说呢?"姥姥却固执地说:"像我这样七老八十的,有几个不掉牙的?岁数大了,都是这样的,不用大惊小怪的。"当医生问道目前如何刷牙时,姥姥炫耀地说:"现在条件这么好,还用刷牙吗?我专门去超市买了专业的漱口水,可方便了,省时、省力,还省心,再也不会因为刷牙造成牙龈出血、牙疼了,你是不知道有多好!"这时,小张和医生恍然大悟,"连哄带骗"给老人进行了一系列治疗并戴上了活动假牙。这不,姥姥又吃上最爱的虾饺了,再也不说"老掉牙"是正常的了。

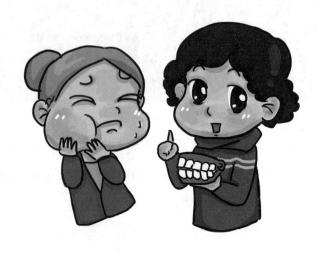

背景知识

口腔由颊、硬腭、软腭及舌等组成，具有辅助说话、咀嚼食物、水解淀粉和分泌唾液等重要功能，是消化系统起始部位，作为人体重要器官，也是微生物寄居与滋生的重要场所。口腔清洁不及时可引起口臭，影响食欲和消化功能。对于老年人由于牙齿间隙增大，更容易留有食物残渣，若不做好口腔清洁，口腔内的大量斑块和细菌积聚，增加吸入性肺炎的风险。按照世界卫生组织提出的"8020"计划——80岁的时候，还能保有20颗具有咀嚼功能、不松动的牙齿，才能保证正常的咀嚼功能和与之匹配的生活质量。那么，老年人的口腔护理应该怎么做才能拒做"老掉牙"，真正做到延年益寿呢?

妙招在这里

1. 牙刷刷牙法

对于身体情况尚可，能够配合的老人，应优先选择牙刷刷牙法。有效的清洁口腔，可以减少

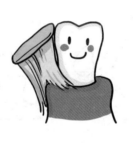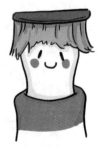

或控制口咽深部细菌的定植、繁殖及向下呼吸道移行的机会。另外，牙刷刷洗法还可以锻炼老人的吞咽功能，刺激唾液分泌，促进口腔功能恢复。

（1）一把好牙刷：老人应尽量选择小刷头的牙刷，小刷头在口腔内灵活性大，不仅不容易损伤口腔内壁，还可以清洁到牙齿的每一个角落；刷毛尽量选择柔软且稀疏的，以利于清洁牙齿且食物残渣不易残留。如果牙齿保持得比较好或者使用的是全副假牙，也可以选用电动牙刷。对于开口困难的老人，亦可选用儿童牙刷。

（2）一支好牙膏：牙膏最好选用含氟牙膏，既能预防龋齿、牙周炎，又能促进牙龈健康。如果牙龈有炎症，可选用含洗必泰（氯己定溶液）的牙膏。

（3）一个好方法：说到刷牙方法，很多老人都会说，都刷了几十年牙了，谁还不会刷牙啊？殊不知，很多老年朋友们的刷牙方法并不正确，下面让我们一起来学习一下巴氏刷牙法，也是被世界卫生组织（WHO）推荐和认可的刷牙方法。

1）将牙刷轻放在牙上，刷毛倾斜45°，放在牙齿和牙龈交界处，轻微加压，使刷毛一部分进入牙龈沟，一部分进入牙缝。

2）手腕轻轻用力，每次在2~3颗牙齿处水平颤动，每处颤动8~10次，并向牙冠处轻柔拂动，再移至下一组2~3颗牙，重复以上动作。

3）刷牙齿咬合面，将牙刷倾斜与咬合面垂直，前后短距离颤动轻刷。

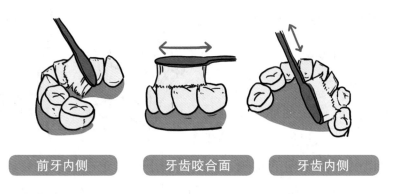

| 前牙内侧 | 牙齿咬合面 | 牙齿内侧 |

4）牙齿分为左上、右上、左下、右下四个区，每个区包括外侧面、内侧面、咬合面，每个区每个面都要仔仔细细按上述方法刷到位，最后轻轻地刷舌头表面并用温水漱口。

（4）八个小细节：

1）尽量鼓励老人自己完成刷牙活动，较困难的由照护者协助完成。

2）每天早晚要刷牙，刷牙时间要足够（每次至少2~3分钟），一日三餐要吃好，饭后记得要漱口。

3）协助卧床老人刷牙时，一定要扶老人坐起，检查老人的吞咽功能是否正常，再进行漱口、刷牙，防止呛咳等意外发生。

4）刷牙用力不要过猛，要顺着牙缝慢慢刷，可起到按摩牙龈，促进血液循环的作用。

5）每三个月更换一次牙刷，减少细菌滋生，平时刷完牙后要用流水彻底清洗牙刷，并将其放在通风处晾干。

6）根据习惯和需要，选用牙线、冲牙器、漱口水。

7）坚持锻炼牙齿，提高牙齿硬度，减少掉牙。锻炼牙齿的方法有很多，如叩齿、牙龈按摩、漱口等。叩齿最为简单易学，即牙齿上下相对轻轻撞击，老年朋友们可在早上起床前和晚上睡觉前各叩击 100~200 次，若牙齿多数已经松动时，切忌用力过猛。

8）定期检查牙齿非常有必要，有的老人牙齿脱落了，认为是很正常的，为了不给儿女添麻烦，不愿意去做牙齿修复，其实时间越长，对身体损害会越大，严重时还会引发疾病。

2. 口腔擦洗法

口腔擦洗法适合照护者对生活不能自理或者吞咽功能有障碍的老人进行口腔清洁，即用湿润的棉球，按照一定的顺序清洁湿润口唇、牙齿各面、颊部、舌及硬腭。日常清洁时常选用温开水，若老人口腔有疾患，应该根据医生医嘱选用适合的药物或漱口水进行口腔擦洗。具体方法如下：

（1）取一个口腔护理包将其打开，纱球用温水或漱口水浸湿。

（2）老人平卧位头偏向一侧，放置垫巾，并将弯盘放于口角旁。

（3）用手电筒、压舌板检查口腔，观察舌苔和口腔黏膜有无出血、溃疡、真菌感染等，有活动假牙者，将其取下，用过的压舌板放入弯盘内。

（4）持弯钳夹取湿纱球，并将其水分挤干，以不能挤出液体为宜，按由后向前纵向擦洗牙齿的内侧、外侧、咀嚼（咬合）面，再由内向外擦洗上腭、口底，更换纱球，由内向外擦洗舌的背面及腹面，最后弧形擦洗两颊的内侧，每擦洗一个部位，应更换一个纱球。

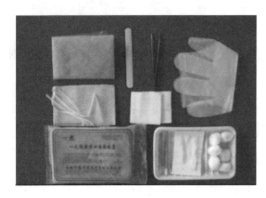
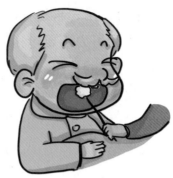

（5）口唇干燥者，可涂液体石蜡或润唇膏保护。

（6）撤去弯盘、垫巾，协助老人处于舒适卧位。

对于有口臭者，可加用漱口水反复多次进行擦洗。

3. 义齿小知识

（1）白天佩戴，晚上卸下（先卸上颌义齿，再卸下颌义齿）。

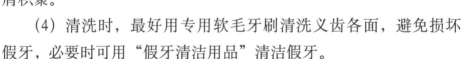

（2）佩戴时，不宜吃过烫过硬的食物，以免损坏义齿。

（3）餐后必须定时清洗，防止食物碎屑积聚。

（4）清洗时，最好用专用软毛牙刷清洗义齿各面，避免损坏假牙，必要时可用"假牙清洁用品"清洁假牙。

（5）卸下的义齿应浸泡在冷水（60℃以下）中，以防义齿变形，暂不用的义齿可放于冷水杯中加盖保存，每日更换清水，不可将义齿浸泡于热水或酒精中。

（6）睡前一定要取下假牙并放入冷水中，防止睡觉后假牙松动脱落入气管，造成窒息。

（7）假牙不合适，不可自行调改，应定期去口腔科随诊。

卧床老人精气神从哪里来？

故事导入：奶奶的幸福

周末，护士小王一家三口探望年迈的父母和卧床许久的奶奶，半年没回家，只见奶奶全身上下脏兮兮的，身上盖了一个大棉被，掀开被子味道更是刺鼻，一问才知道，原来是小王的父母怕奶奶着凉，不敢给洗澡，才出现小王看到的一幕。小王亲自示范，给卧床的奶奶洗头、擦澡，还更换干净的衣服和床上用品，奶奶特别高兴，一个劲地夸孙女能干，把奶奶服侍得舒舒服服、干干净净的，这也是奶奶生病以来最幸福的一天。

背景知识

老年人的机体功能出现自然衰退，致使疾病后恢复困难，使老年人卧床后的自理能力进一步衰退。长期卧床使老人的身体清洁成为一项难题，如老人身体长期得不到良好的清洁，易引发一系列皮肤疾病，甚至是感染，极大地降低了老人的生活质量，严重的可能缩短老人的生存时间，尤其是有些家属没有照护老人的经验，无法满足老人的清洁需要，导致老人生理上的不适感逐渐加剧，从而诱发焦虑、抑郁等心理症状，最终可能对老人的正常治疗形成不利影响。那么，如何为卧床老人做清洁护理呢？

妙招在这里

1. 清洁身体是重点

床上擦浴不但可以去除皮肤污垢，促进老人清洁舒适，而且还能刺激皮肤血液循环，增强皮肤新陈代谢，预防感染和压疮等并发症的发生，同时还能观察老人肢体活动、皮肤的变化情况，防止肌肉萎缩和关节僵硬等并发症。

（1）擦洗前准备

1）物品准备：洗脸盆、毛巾、浴巾、香皂（免洗浴液）、温水、水温计、润肤乳（爽身粉）、小盆（能放到两腿之间）、隔湿垫及尿垫、准备清洁衣裤床单罩枕套枕巾等。

2）环境准备：关闭门窗，将室温调节至24℃以上，避免受凉。

3）体位准备：协助老人平卧，依需要给予便器，盖好被子。

（2）擦洗的顺序为：先从面部开始，先上后下；先前面后背面。在擦洗部位下面铺上大毛巾或浴巾。

（3）注意事项：

1）饭后不宜马上进行擦浴，饭后1小时后才能进行，以免影响消化功能。

2）擦浴过程中及时更换热水，使水温保持为42～45℃。

3）擦浴过程中，防止老年人受凉、晕厥、烫伤、坠床等意外情况的发生。

4）注意沟通交流，听取老人不适主诉，必要时使用床档保护，防止坠床。

5）根据老人需要，清洁后进行润肤或涂爽身粉、护臀霜等。

6）老人一侧肢体偏瘫或有伤口时，穿脱衣顺序是：应先穿患侧，后穿健侧；先脱健侧，后脱患侧。

7）需要时更换床上用品。

2.两个环节要注意

（1）第一个环节：清洁会阴和骶尾部，清洁后保持干燥。

1）老年男性会阴部位褶皱多，应仔细清理。

2）使用小盆，能放在两腿之间，大腿根部，将阴茎及阴囊放入小盆中，使用清水清洗干净。

3）清洗包皮龟头后，注意及时将包皮复位，避免发生包皮嵌顿。

4）彻底擦拭干净，涂爽身粉。

（2）第二个环节：观察皮肤有无压疮及破损。

容易受压部位有：骨突出部位，包括骶尾部、脚后跟、脚外踝、肩胛、耳郭（耳廓）等。

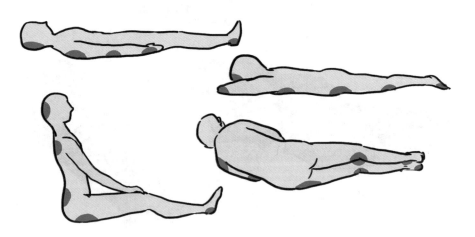

压疮好发部位

3.三种卧位最常见

（1）平卧位：常用卧姿，必要时可在腘窝、脚踝处垫软垫。

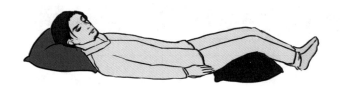

（2）侧卧位：用于不能起床的老人更换体位，使老人更安全舒适；可以预防压疮、坠积性肺炎等并发症。①为四肢活动正常者卧位；②为脑卒中偏瘫者卧位。

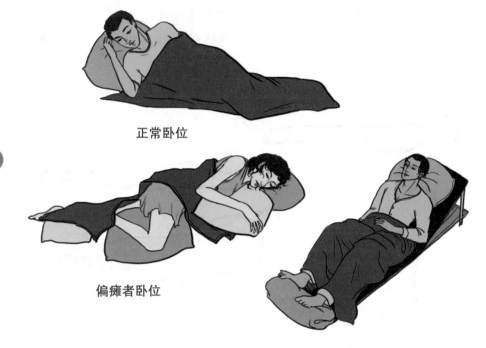

正常卧位

偏瘫者卧位

（3）半卧位：常用于进食、饮水、口服药物或胃管注入等照护，可以有效预防食物反流和坠积性肺炎的发生。

4. 一份照护清单

按照照护清单进行日常护理，可以避免遗漏某些环节，提高效率。

项　目	照护内容	执行时间
1	口腔护理（刷牙）	2次／日（早晚）
2	洗脸	2次／日（早晚）
3	清洗会阴	1次／日（晚）
4	洗脚	1次／日（晚）
5	床上擦浴	1次／周（周末）
6	更换床上用品	1次／周（周末）
7	翻身	1次／2小时
8	开窗通风（1小时）	2次／日（上下午）
9	剪指（趾）甲	1次／周（周末）

怎么给卧床老人洗头呢？

故事导入：久违的笑容

小张，是一名有着 9 年照护经验的老年照护师。今天，她上门服务的内容是：为胫骨骨折的赵阿姨洗头。赵阿姨今年 70 岁，子女不在身边，不慎摔伤后只能卧床休养，而老伴又不会照顾人。一向干净利索的赵阿姨在床上吃喝拉撒，一下子没了精气神。让她最难受的是在床上不能洗头，头发打了结，还散发着一股汗臭味，奇痒难忍。老伴儿看在眼里急在心上，于是去社区服务站寻求帮助。照护师小张为赵阿姨痛痛快快地洗了个头，赵阿姨干净舒服了，露出了久违的笑容。

背景知识

老年人长期卧床，头部皮肤分泌的汗液及油脂不能及时清除，导致气味刺鼻，头皮瘙痒，严重影响老人的生活质量。潮湿环境是微生物寄居及滋生的最佳环境，增加感染的风险；若头部不能及时清洁，会增加后枕部压疮的发生率，打结的头发影响压疮的发现与治疗，压疮一旦发生，也很难恢复。所以，保持老年人头部的清洁，可增加自信感、舒适感；按摩头皮刺激血液循环，也达到预防压疮的目的。那么为卧床老人洗头有哪些小窍门呢？

妙招在这里

1. 一种床上洗头神器

2 种马蹄形槽，可将头部放入槽内，边倒水边清洗，废水可顺管道流入下水道或盆中。

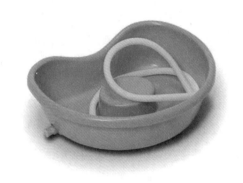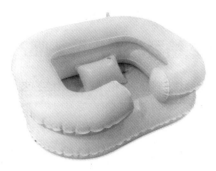

2.洗头三充分

（1）洗发前用物准备充分：脸盆、热水（40～45℃）、热水壶或量杯1个、洗发水、大毛巾2条、防水垫布、纱布或眼罩、棉球2个、梳子、马蹄形槽、污水桶、吹风机。

（2）洗发过程中要将头发充分湿透，用指腹揉搓头发，按摩头皮，直至洗净为止。

（3）洗发后用电吹风把头发充分吹干，防止头皮潮湿引起着凉感冒。

3.注意事项

（1）身体极度虚弱的老人不宜在床上洗头，可每日用梳子蘸50%酒精梳理头发。

（2）洗发过程中，应随时注意观察老人的情况，如有异常应立即停止。

（3）注意调节水温与室温，注意保暖，及时擦干头发，以免着凉。

（4）在洗发过程中，应用纱布遮盖眼部，棉球堵住耳道，避免污水流入眼内。

（5）洗发时间不宜过长，以免引起头部充血、疲劳，造成老人不适。

（6）有颈椎病的老人，注意保护颈椎，勿用力搬动。

4. 一种洗发用物：免冲洗发帽

免冲洗发帽可用于极度虚弱的老人或颈部有疾患不能搬动头部的老人。首先将一次性洗发帽在微波炉中加热 15 秒，温度保持在 40～45℃，撕开口袋，将帽子包裹整个头部，保证覆盖全部头发，轻轻揉搓头部 2～3 分钟，确保头发全部湿透，如果是女性为长发，取下帽子包住发尾部继续揉搓。清洗结束，取下帽子，用毛巾擦干头发，将帽子丢入垃圾袋。

如何帮助卧床老人排便？

故事导入：卧床不会解大便，糟糕透顶

王老师曾经是大学的体育老师，退休以后天天晨练、午练、晚练，身体好得人人羡慕。没想到和驴友徒步摔伤腿后，生活发生了翻天覆地的变化。手术后长期卧床和如厕习惯的改变，让王老师的便秘愈发严重了，每天只能靠开塞露解决问题，王老师又是个要强的人，每当解大便时就会让家人给自己留几支开塞露，不让家人待在房间里，躺在床上自己处理。那天王老师和往常一样清理现场开始解大便，没多久屋里就传出喊叫声，家人推门进去一看，只见床上一片鲜红，肛门口还不断地渗血。家人将王老师送至医院，医生说，痔疮破裂比较严重，需要进一步治疗。一家人都很惊讶，上次出院时老人还好好的，才一个月的时间，没想到会发展成这样。原来，由于王老师长时间便秘用力解大便，每次使用开塞露都要反复试好几次才能插入肛门，力度掌握不好，使得痔疮加重；排便后，清洁也不到位，残留的粪便、尿渍、汗渍长期刺激肛周皮肤，加之便盆在臀部下方拖拽，发生了压疮。小小的排便问题却成了困扰王老师的心理阴影。

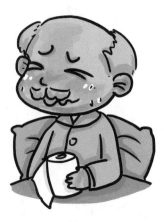

背景知识

便秘是常见的胃肠疾病。老年人因运动量少、生理功能下降、多病共存以及多种类药物联合应用等原因，易发生便秘。以社区为调查对象的流行病学研究显示，我国总体便秘患病率为3%～11%；60岁以上老年人患病率显著升高，为15%～20%；而80岁以上人群患病率可达20%～37.3%。老年人便秘较年轻人便秘更易发生痔疮、肛裂、肠梗阻等并发症。俗话说"十男九痔，十女十痔"，而卧床老年人更为严重。因此，重视卧床老年人便秘及其护理方法具有重要的意义。

妙招在这里

1."四多一禁忌"调整饮食结构

（1）多饮水，在没有疾病限制的情况下，每日饮水量1000～1200ml。

（2）多食富含B族维生素的食物，尽量选用天然、未加工的食品，如粗粮、豆类等，以增加肠道的蠕动。

（3）多吃水果、蔬菜，如香蕉、苹果、韭菜、芹菜、菠菜；主食应提倡米、面和杂粮混食，以增加膳食纤维的摄入。

（4）禁食生冷、辛辣及煎炸刺激性食物。

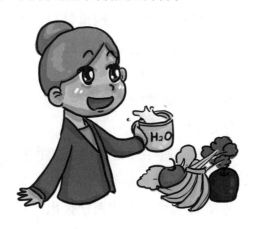

2."三定"养成排便习惯

（1）定量运动：每天 30~60 分钟的活动时间，卧床的老人可以通过转动身体、挥动手臂等方式锻炼，还可以进行适当的腹部按摩，收腹运动和提肛运动。

（2）定时排便：每天固定时间如厕，培养便意，排便时不要看书、手机等，应专注排便。

（3）定体位练习：练习床上使用便器，采取适宜的排便姿势，在没有禁忌的情况下抬高床头，高血压、冠心病、脑血管意外老人，嘱避免用力排便，以防脑血管破裂。

3.三种常用方式辅助排便

（1）口服泻药：番泻叶、乳果糖等缓泻剂可刺激肠蠕动，增加粪便中的水分。需要注意不可长期服用泻药，防止药物依赖。

（2）外用简易通便剂：开塞露是一种常用外用药，具有促进排便的作用，多适用于大便干燥，堵塞肛门无法自行排出的患者。开塞露是解决老年便秘排便困难的常用方法，但不可长期使用，否则直肠敏感性降低，将加重便秘的发生。使用不当还会加重痔疮、出血的风险。使用方法如下：

1）体位：协助老人取左侧卧位，暴露并适当垫高臀部，双腿自然弯曲，臀部下方垫尿垫，不可站立或蹲着用药。

2）润滑：照护者站于右侧，左手分开臀部，露出肛门，右手挤出开塞露球部内的少许药液，润滑管口及肛门。

3）挤药：将开塞露前端缓慢插入肛门，嘱老人张口深呼吸，严禁将开塞露球部插入肛门，以防撕裂肛门，右手用力挤压，将药液缓慢注入直肠内，嘱深呼吸，如出现面色苍白或肛门出血等情况，应立即停止操作送医。

4）保留：注入完，右手缓慢拔出，左手用纸巾擦拭肛门，整理、协助老人平卧位，嘱其尽量保留药液 10~15 分钟以上，使药液充分软化粪便，刺激肠蠕动，促使粪便排出。

5）排泄：老人排便后及时清理，清洁肛周皮肤，并协助取舒适卧位。

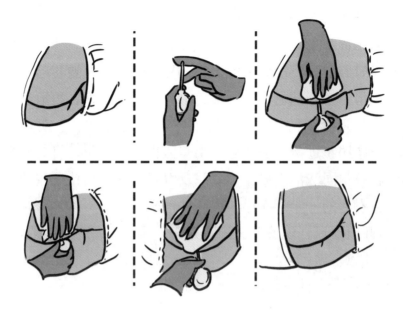

（3）人工取便法：当粪便持久滞留在肛门口，坚硬不能排出时，且经口服缓泻剂和外用通便剂均不奏效，可考虑使用此方法。操作者戴上手套，将涂有肥皂液或液体石蜡等润滑液的食指伸入直肠内，慢慢将粪便掏出。注意动作要轻柔，避免损伤直肠黏膜，若老人出现心慌、头晕等症状，应立即停止操作。

4.两种排便用具选择

（1）一次性隔水尿垫：隔尿垫使用简单方便，用完直接扔掉，因也有隔水层，长期垫于身下会不舒服，对老人皮肤容易造成摩擦浸润。因此，大小便未完全失禁的老人，可在必要时使用，对于大小便完全失禁的老人，最好选择大尺寸的隔尿垫。

★ 具体使用方法如下：

1）脱裤、侧身：脱下老人裤子（注意：上衣也要往上掖一掖，避免被大便污染），帮助老人屈膝侧卧。

2）垫尿垫：把一次性尿垫铺在老人身下（注意打开至首次对

折处，光边朝外，将上面一半折起来，塞的时候留意自己一侧尿垫的位置，以边缘与床沿基本齐平为宜）。

3）按摩腹部：必要时可配合手法按摩腹部，帮助老人顺利解出大便。

4）清洁整理：先将使用过的一次性尿垫向内侧卷起后压在老人臀下，用卫生纸从老人会阴部，由前向后方擦净，再取湿毛巾擦拭（不可使用含酒精的湿纸巾），用干毛巾擦净水分。更换干净尿垫：将干净尿垫远侧一边卷起一半并压在老人身下，将另一半展开铺好。翻身，同法清洁另一侧肛门及臀部，并抽出使用过的一次性尿垫，将卷起的一半干净尿垫展开并铺平。

5）开窗通风，以便及时排除异味。

★ 注意事项：

1）更换一次性尿垫时，动作轻、稳。

2）关闭门窗，避免老人受凉。

3）注意遮挡，保护老人隐私。

4）注意观察会阴部皮肤，有无红肿，并及时防范。

5）保持局部清洁干燥，使用温热毛巾擦拭或清洗会阴部，减轻异味。

6）保持尿垫平整，注意身下不要有皱褶，防止压疮形成。

7）使用过的一次性尿垫应及时清理，保持室内空气新鲜。

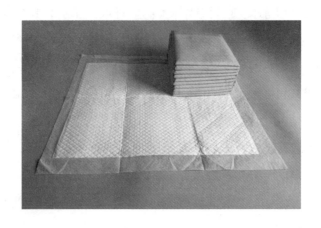

8）注意分辨尿垫正反面，将吸水面朝上垫于身下。

（2）便盆：

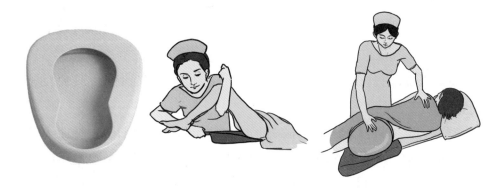

1）放置便盆：

A．仰卧位放置便盆法：操作者协助老人取仰卧位，掀开下身盖被折向远侧，协助其脱下裤子至膝部。叮嘱老人配合屈膝抬高臀部，同时一手托起老人的臀部，另一只手将便盆放置于老年人的臀下（便盆窄口朝向足部）。为防止溅湿盖被，可在会阴上部覆盖一张一次性中单，再为老年人盖好盖被。

B．侧卧位放置便盆法：操作者将老人裤子脱至膝部，双手扶住老人的肩部及髋部翻转身体，使老人面向自己呈侧卧位，掀开下身盖被折向自己的一侧，暴露臀部，将一次性中单垫于老人腰及臀下，再将便盆扣于老人臀部（便盆窄口朝向足部），协助老人恢复平卧位。

2）撤去便盆：老人排便后，护理员一只手扶稳便盆一侧，另一只手协助老人侧卧，取出便盆放于地上。取卫生纸为老人擦净肛门，必要时可用水清洗肛周皮肤。

3）注意事项：

A．用新便盆时，要先检查（用手摸）便盆内口边缘，如果便盆存在粗糙或有裂缝，则不可给老人使用。

B．放取便盆时老人臀部抬起要有足够的高度，不要强行放取，以免刮损老人皮肤。

C．熟悉便盆的放置方法，能够迅速准确放取到位，避免反复调整造成二次污染。

（3）除了传统的用具外，目前市场上已经研制出全自动大小便处理系统，有条件的家庭可以考虑购买使用。它主要采用电子感应装置与智能分析处理软件，在不需要他人帮助的情况下，24小时不间断对长期卧床患者大小便进行处理，极大程度地保护了患者的隐私，也大大减少了照护人员的工作量。

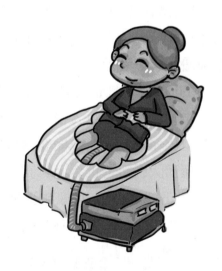

最后，要理解老人的心理状态，消除思想顾虑，使其放松身心，积极配合。同时，要保证良好的排便环境，保护老人的隐私，老人排便时，不要一直守在旁边。

尿失禁老人怎么护理？

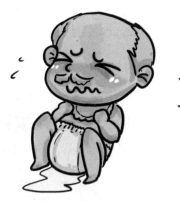

故事导入：尿失禁，有苦说不出

退休后，本想安度晚年的张大爷，不幸患上了帕金森，虽然一直看病吃药，可病情还是一年年恶化。从拄拐棍到坐轮椅，最后卧床，张大爷必须要专人照顾。一开始是张大爷的老伴照顾，可是照顾一个卧病在床的老人，工作量实在不小，还好大女儿到了退休年龄，退休后，张女士和母亲一起照顾张大爷。但是张女士总感觉手足无措，张大爷总尿床，不是把尿洒在床上，就是嫌翻身换尿垫弄得不舒服。久而久之，家人也就失去了耐心。张大爷现在已经不能用语言表达自己的意愿，有时候哼哼唧唧的，家人也不知道他是什么意思。张女士解释道：老小孩老小孩，有时候跟小孩一样，我们就拿他当作小孩吧。在医院工作的侄女小赵来家探望，闻到张大爷身上的尿骚味，坚持帮张大爷翻身、擦背，更换衣物，才发现张大爷臀部由于长期潮湿，尿液浸渍，已经出现两块压疮。估计张大爷哼哼唧唧，也是跟这压疮有关。

背景知识

老年性尿失禁，是老年人各种疾病所致的尿失禁的总称。据统计，60岁以上男性中，老年性尿失禁的发生率约为18.90%，女性为37.70%。尽管老年性尿失禁对生命健康无直接影响，但它可造成皮肤糜烂、身体异味，它也是老年人孤僻、抑郁的原因之一，尿失禁引起的臀部周围皮肤问题是困扰老年人的主要问题，极大地影响了老年人生活质量。那么对于老年人的尿失禁有什么好办法呢？

妙招在这里

1. 留置导尿法

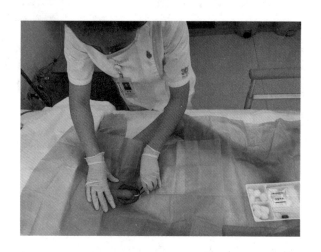

随着临床各种导管的广泛应用，目前多选用一次性双腔或三腔气囊导尿管和一次性密闭引流袋。此法适宜躁动不安及尿潴留的老年人，兼有为老年人翻身按摩、更换床单时不易脱落的优点，若护理不当易造成尿路感染，长期使用对锻炼膀胱的自动反射性排尿功能有不利影响。因此，必须严格遵守无菌操作，保持尿道通畅，保证管路连接的密闭，尽量缩短导尿管留置时间；保持尿道口清洁，每日用 0.5% 碘伏棉球消毒尿道口 2 次，每月更换导尿管 1 次，导尿管妥善固定，避免受压、扭曲等造成引流不畅。在更换床单或翻身时，引流袋不能高过小腹部，以防尿液倒流引起感染。

2. 尿壶的选择和使用

（1）为老年女性放置尿壶：叮嘱老人屈膝，双腿呈八字分开，照护者手持尿壶，将开口边缘贴紧会阴部，盖好被子。排尿后及时撤下尿壶，用卫生纸擦干会阴部，必要时清洗擦拭会阴部。撤去一次性护理垫，协助老人穿好裤子并盖好被子，注意保暖。

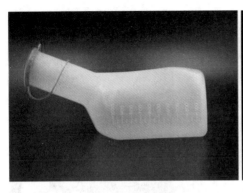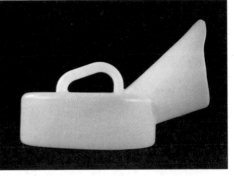

（2）为老年男性放置尿壶：叮嘱老人双膝并拢，将阴茎插入尿壶接尿口，用手握住尿壶把手固定，盖好被子保暖。排尿后护理、处理方式同女性老人。

3. 保鲜袋法

（1）保鲜袋选择与使用：选择标有卫生许可证、生产日期、保质期的保鲜袋，根据每次尿量选择合适的型号。有两种型号：25cm×17cm 和 35cm×25cm。使用方法：将保鲜袋口打开，将阴茎全部放入其中，阴茎下方 6 点钟方向可垫化妆棉大小棉布，防止保鲜袋贴附于阴茎上，潮湿并且损伤阴茎腹部侧的皮肤。取袋口两端对折系一活扣，系时注意不要过紧，留有 1~2指的空隙为佳。

（2）由于经验缺乏，初次使用时可能会因系扣过松造成保鲜袋脱落、尿液外溢等现象。若系扣过紧，造成阴茎皮肤改变，此时千万不要放弃，要不断总结失败的教训，同时安慰老人，避免情绪紧张，使用应注意下列事项：①每次排尿后及时更换保鲜袋，护理神志不清的老年人时，在进食和饮水后应随时检查是否有尿液排出，日间 2~3 小时更换 1 次，夜间 3~4 小时更换 1 次。②每次更换时用温水清洁会阴部皮肤、阴茎、龟头、包皮等处，尿液及污垢要清洗干净。每日会阴冲洗 2 次，保持会阴部皮肤清洁、干燥。③阴茎回缩者可连同阴囊一起套入保鲜膜袋中。

（3）尿失禁老年人通过康复训练后可以改善，因此在使用保鲜袋时要加强系统的康复训练。

4.避孕套式尿袋法

选择适合老年人阴茎型号的避孕套式尿袋，注意尿袋不要过紧。使用前洗净会阴部，涂爽身粉保持局部干燥，每日2次；尿袋固定高度低于膀胱，防尿液反流入膀胱；勤倒尿液便不会脱落，不影响老人翻身及外出活动，3天更换尿袋1次，老人易接受，心理压力小。尿失禁老人在积极治疗原发病的同时，

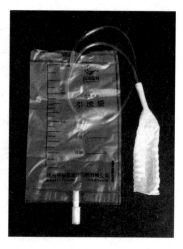

选择避孕套式尿袋法。尿失禁症状通过康复训练后可以改善，因此在使用避孕套式尿袋法时仍需加强系统的康复训练。

5.高级透气接尿器法

本法适用于老弱病残、骨折、瘫痪及卧床不起、不能自理的尿失禁人群，解决了普通接尿器可能导致生殖器糜烂、皮肤瘙痒感染、湿疹等问题。使用前根据性别选择 BT-1 型（男）或 BT-2 型（女）接尿器。使用方法：先用水和空气将尿袋冲开，防止尿袋粘连。再将腰带系在腰部，把阴茎放入尿斗中（或将尿斗紧贴于会阴），并把下面的 2 条纱带从两腿根部中间左右分开向上，与三角布上的两个短纱带连接在一起即可使用。注意事项：①接尿器应在通风干燥、阴凉清洁的室内存放。②禁止日光暴晒。③勤洗勤换勤晾干。④使

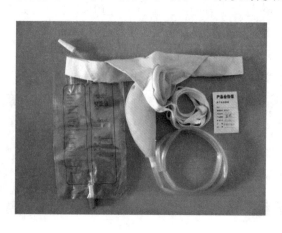

用排尿管千万不能从腿上通过，防止尿液倒流。⑤注意会阴部清洁，每日用温水擦洗。

6.一次性纸尿裤的使用

适合尿失禁的老人在外出时使用，也适用于卧床尿失禁老人。每次更换纸尿裤时要注意观察尿液的颜色和尿量，同时做好会阴部位皮肤的清洁。

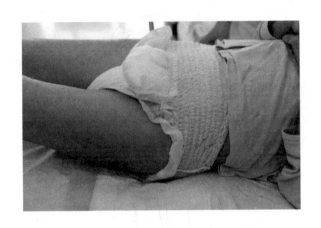

7.便盆的使用

具体使用方法见第 149 面。

注意事项

1.要协助老人养成定时排尿的习惯，无论是否有尿意，每隔2小时都要为老人送一次便器，以训练排尿功能。排尿后用手按压下腹部，以排空膀胱内的残余尿。坚持一段时间后，再逐渐延长排尿间隔时间，使老人逐渐恢复至正常排尿状态。

2.在训练排尿功能的同时，要鼓励老人多喝水，以便有足够的尿量，刺激排尿反射的恢复。液体的摄入一般应在白天喝水1000~1200毫升，夜间应限制液体的入量，以免夜间尿量增多，影响老人睡眠。

3．夜间可为老人使用尿壶、集尿器接尿，女性老人可用女式尿壶紧贴外阴部，接取尿液。男性老人可用避孕套连接集尿袋接取尿液，但此法不宜长期使用。长期尿失禁的老人，必要时可留置导尿管。

4．尿失禁老人会因尿液的刺激，臀部及会阴部皮肤发生皮疹、炎症，如不及时处理可导致严重并发症。照护者要为老人及时更换潮湿的尿垫和衣裤并用清洁的温水洗净会阴和臀部，用柔软的毛巾擦干。

5．对于长期卧床的老人，要选择合适的尿垫，尿垫应选用吸湿性强，通气性良好，柔软的棉织品。

6．老年人尿失禁类型多属于压力性、功能性尿失禁，要特别注意与充盈性尿失禁区分。如因尿道梗阻、膀胱张力弱等引起的充盈性尿失禁，要警惕尿潴留的发生。

7．尿失禁老人容易产生困窘、恐惧、自卑、自我厌恶等不良情绪反应，个别老人因此不愿与外人交往，变得呆滞。在照顾老人的过程中，要充分理解和关心老人，用适合老人身心状况的护理方法，帮助老人摆脱困境。

康复训练：盆底肌锻炼

盆底肌锻炼被认为是预防及治疗尿失禁的有效方法，是指有意识地对以肛提肌为主的盆底肌肉进行自主性收缩，以改善盆底肌功能，加强控尿的能力。训练前排空膀胱，全身放松。体位不限（坐位、站位、卧位均可），有规律地收缩和放松生殖器周围肌肉，也就是夹紧肛门口与尿道口（女性尿道口、阴道口），就像忍住大小便一样。

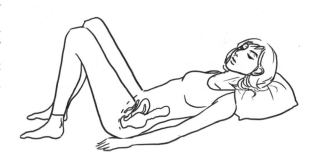

目前常用两种盆底肌锻炼方法：

1.快收缩训练

快速、有力地收缩盆底肌并快速放松。每组训练收缩和放松肌肉 10~15 次，每次训练完成 5 组训练，每天进行 2~3 次训练。

2.慢收缩训练

逐渐收缩盆底肌并维持 5~10 秒，然后慢慢彻底放松肌肉，休息 5~10 秒，完成一个收缩动作。每组训练收缩和放松肌肉 10~15 次，每次训练完成 5 组训练，每天进行 2~3 次。

两种方法训练不同的盆底肌纤维，可以两种方法交替进行。训练 1 周左右，逐步增加每天的训练次数。训练强度以老人能耐受、训练后第二天无明显疲劳感为宜。盆底肌训练应循序渐进，持之以恒，长期坚持运动训练效果更佳。合理掌握训练节奏，不要过度锻炼。在训练时要注意训练时间，不能过长，否则会导致盆底肌肉疲劳。循序渐进的肌肉训练或结合其他物理治疗辅助训练，例如生物反馈、阴道锥、盆底电刺激，可以帮助恢复和加强盆底肌功能，改善尿失禁症状。

卧床老人如何预防压疮？

故事导入：预防压疮，警钟长鸣

家住杭州市余杭区的叶阿婆中风（脑梗死）后瘫痪在床已经两年多了，儿女们平日工作忙，就请来全职保姆照料老人的生活起居。每次孩子们回来看叶阿婆时，人手多还能把叶阿婆抱到沙发上坐一坐，但更多时间都是卧病在床。在叶阿婆中风后的两年里，叶阿婆身体状况越来越差，身体虚弱，进食困难，营养状况差，最糟糕的也是最痛苦的就是叶阿婆脚踝、骶尾部皮肤出现多处破溃，还散发着一股臭味。虽然两年间换了三个保姆，但叶阿婆皮肤破溃的症状越来越严重。叶阿婆每天都被极度的痛苦折磨着。家人把叶阿婆送入医院救治，医生告知叶阿婆皮肤破溃处已有坏死和感染，而且已经形成窦道。经过伤口清创、用药、换药，前前后后折腾了半年多，叶阿婆的压疮慢慢有了恢复的迹象。但遗憾的是，叶阿婆还是带着破溃的皮肤痛苦地离开了人世。

背景知识

压疮又称压力性溃疡，是指机体骨隆突处组织因长期受以摩擦力和（或）剪切力为主的多因素作用，致使局部组织出现血液循环障碍，因持续缺血、缺氧、营养缺乏，失去其正常功能后引起的组织损伤或坏死。我国调查资料显示，家庭长期卧床的患者，由于缺乏相关护理知识和技能，压疮发生率高达 20%～50%。对于60 岁以上的老人，每增加 10 岁，发生压力性损伤的可能性就增加20%。故老年人，特别是卧床老人是发生压疮的高危人群，是预防压疮的重点对象。

压疮发生的常见原因有：老人卧床、大小便失禁、感染、营养不良（低蛋白血症、贫血）、意识减退、体温异常、暴露于潮湿环境，使用石膏等医疗设备或器具等。压疮容易发生在缺乏脂肪组织保护、无肌肉包裹或肌层较薄的骨隆突处。由于体位不同，受压点不同，发生部位亦不同。具体可见下图。

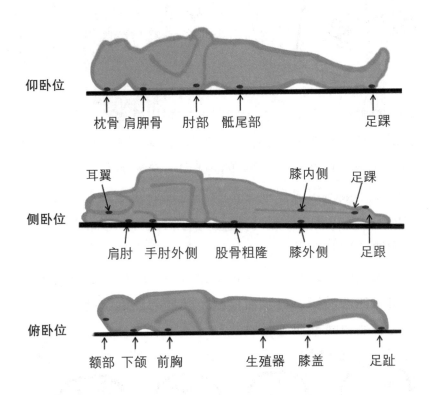

仰卧位　枕骨　肩胛骨　肘部　骶尾部　足踝

侧卧位　耳翼　膝内侧　足踝　肩肘　手肘外侧　股骨粗隆　膝外侧　足跟

俯卧位　额部　下颌　前胸　生殖器　膝盖　足趾

妙招在这里

1. 第一招减三力

（1）防压减压是基础：

1）正确更换老人的卧位，每 2 小时协助老人翻身更换体位，侧躺和平躺交替进行，可根据发生压疮危险的程度，适当缩短变换体位的间隔时间。侧躺时，要采取 30° 侧卧，避免坐骨大转子受压，可以使用翻身垫支撑身体。

2）协助老人做肢体、关节的活动，以促进血液循环、减轻肢体长时间受压。

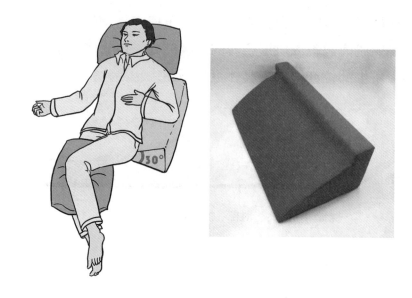

3）使用可以分散身体及局部压力的卧具，如气垫床、海绵垫、凝胶体位垫等。

4）对骨突出和易受压的部位，如足跟、足踝建议用软垫垫起悬空，还可以给予按摩，增加血液循环，局部贴泡沫型敷料保护。

（2）摩擦力、剪切力要预防：

1）切勿变换体位时拉扯老人，最好由两个人一起给老人翻身，改变体位时抬起老人，可以防止摩擦，不能生硬拖拉老人。如果只有一人操作时，要分阶段地将背部、臀部、腿部抬起来进行移动。

2）保持老人的衣物、床单干燥、平整、无碎屑，并给老人穿着宽松的棉质衣服。

3）避免长期抬高床头超过 30°，以防身体下滑导致摩擦皮肤。

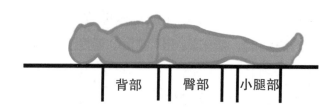

背部　　臀部　　小腿部

2. 第二招护皮肤

（1）每天观察老人的皮肤：在擦洗、翻身、更衣的时候，做到每天最少对老人全身的皮肤情况进行一次全面的检查，尤其是骨突等容易受压的部位。

（2）保持老人皮肤的清洁：

1）定期为老人进行洗澡，如老人身体状况不能进行沐浴或盆浴，照护者可以擦拭老人身体。洗浴不仅可以保持皮肤的清洁，也可以改善皮肤血液循环，对预防压疮有良好的效果。对于大小便失禁及出汗多的老人，照护者要及时清洁老人的皮肤，减少排泄物和汗液对皮肤的刺激。

2）助浴"细节控"：协助老人洗浴时，要使用温水，避免水温过高导致烫伤。清洗和擦拭的手法要轻柔，慎用搓澡巾，可用天然海绵或柔软的毛巾。要选用中性或弱酸性的香皂或者沐浴液，洗完后，要冲净或者擦净泡沫，以免残留化学物质刺激老人的皮肤。清洁皮肤后要给老人使用凡士林以及皮脂代用油（羊毛脂橄榄油等）、尿素类保湿剂等滋润皮肤。

3）对尿失禁老人的呵护：前面讲了"对待尿失禁有妙招"，这里从预防皮肤压疮方面来谈谈。尽量不选用纸尿裤，如果必须使用，请选用透气性强的纸尿裤，并定期开放纸尿裤，将使用纸尿裤的时间减到最少。每天两次清洗会阴，保持会阴部的清洁干燥。

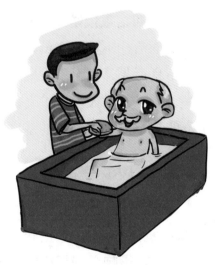

3.第三招强营养

（1）消化吸收能力随着年龄的增长而减弱，老人要保证营养摄入全面而均衡，进食富含优质蛋白质、维生素、微量元素的食物。维生素 A 可降低感染的机会，含量较高的食物有胡萝卜、橙色水果、动物肝脏等；维生素 C 能促进皮肤的愈合，含量较高的有新鲜水果和绿叶蔬菜：如猕猴桃、草莓、橙子、芹菜、菠菜、油菜、西蓝花等；维生素 E 可促进血液循环，含量较高的食物有肉类、牛奶、坚果、芒果、苹果等；锌可以帮助皮肤生长和愈合，含量较高的食物有瘦肉、猪肝、贝类、蛋黄等。

（2）对于不能正常进食的老人应在医务人员的指导下进行鼻饲或者胃肠外营养。

（3）防止脱水对老年人的压疮预防也很重要，若老人无心肾疾患，每天最好饮用 8~10 杯水，充足的水分可以避免皮肤干燥。

4.第四招重预防

压疮治疗不及时会给老人带来巨大的疼痛、活动受限、伤口感染等不良后果，甚至引发败血症或骨髓炎等，严重威胁老人的生命健康。所以，老人及照护者都应该从思想上重视压疮的预防，掌握压疮的基本知识和预防的基本方法。

常见的认识误区

1.局部皮肤发红、发肿及时按摩可减轻症状。对皮肤受压后出现的反应性充血，不主张按摩，因为按摩会使皮肤及肌肉与血管发生挪位，影响受损组织的血液供应，局部组织更容易受伤，从而加重局部损害，不利于症状缓解。

2. 可以给卧床老人多多使用橡皮圈。很多老人及照护者认为橡皮圈可以减轻皮肤局部的压力，经常使用其来预防压疮。但是，在橡皮圈充气特别饱满的时候，会引起中央组织的血流减少，加之不易透气，影响汗液的蒸发，对压疮反而不利，应避免使用。

3. 局部敷料更换的越勤越好。老人和照护者对压疮求好心切，总认为换得越频繁效果越好，康复得越快。其实，敷料应维持一定的时间，使药效充分发挥作用；频繁撕贴敷料并更换，反而增大了对局部皮肤的外力刺激，不利于创面修复。

4. 压疮只是皮肤本身的问题。高龄、营养不良、感染甚至情绪不佳等，都能导致老人抵抗力下降，形成了皮肤破溃的致病基础。多病共存是多数老人的特点，有些慢性疾病（如糖尿病、动脉硬化、血管闭塞等）都是老年人压疮的常见影响因素。所以，无论从预防还是治疗，都应该有从点到面的意识，不仅重视翻身还要重视全身情况的改善，不光做好易发部位的照护，还要重视并落实老人整体身体状况的提升。

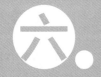

特殊失能老人的专业居家照护

鼻饲老人的护理要点有哪些？

故事导入：插了一根营养管，怎么还得肺炎呢

社区张奶奶，今年3月份被诊断为老年痴呆，经常像孩子一样拒绝吃饭，日渐消瘦，精神萎靡，家里人赶紧送老人到医院就医。医师询问情况后做了进一步检查，最后建议经鼻留置一根胃管，每顿饭从胃管打到胃里，以保证老人的营养需求。护士给张奶奶留置了胃管，并交代清楚注意事项后，老人出院了。过了半个月，张奶奶又来看病了，这次是因为肺炎发热，护士长检查了胃管的位置，发现没有问题，便问起居家鼻饲的情况，"喂饭前先往回抽一下吗？""喂的过程中，老太太咳嗽过吗？""喂完饭，你们是让她坐着还是就躺下呢？"家属听见面面相觑，护士长见状已了然于心，说道："鼻饲看着简单，其实是暗藏技巧的，比如喂之前回抽是要看看上顿饭的消化情况，鼻饲时的体位要求是防止反流造成误吸……看来护士的话你们是一点也没记住啊！奶奶很可能是误吸造成的肺部感染，趁奶奶这次住院治疗，我们把居家鼻饲的注意事项给你们再好好培训一下！"

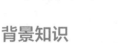

背景知识

老年人大脑、口、咽、食管部位的组织结构及功能发生退行性改变，加之疾病、药物等因素的影响，老年人吞咽障碍的发生率高达32.5%。无法正常经口进食导致老年人营养代谢失衡，为保证此类老年人的营养供给，可留置胃管进行长期的管饲喂养。但是，由于照顾者缺乏相关知识也并未接受技能培训，所以留置胃管的老人在居家喂养期间常出现反流、误吸，甚至吸入性肺炎等并发症，

造成部分老年人进食恐惧并拒绝喂养，进而引起摄入不足，易致水电解质紊乱和营养不良。因此，居家照护人员需要掌握正确的管饲喂养方法，保证老人的居家喂养安全，发挥胃管支持营养的最大作用。那么如何正确鼻饲呢？

妙招在这里

1.鼻饲前充分准备

（1）用品准备：营养液或匀浆膳、注射器、碗、温水、尿布一块、纱布、胶布。

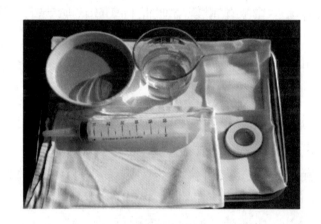

（2）吸痰及翻身准备：在喂饭前 30 分钟，协助有需要的老年人吸痰、翻身、叩背。

（3）管道准备：观察胃管固定的位置和胶布是否完好、无变动。

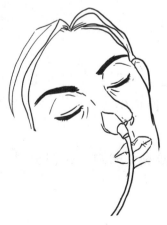

（4）姿势、体位准备：宜让老人坐位、清醒状态时喂饭，卧床老人需抬高床头 30°～45°。

（5）操作者准备：操作者用流动水洗手。

（6）喂食前回抽评估：将一次性隔水垫巾打开平铺在老年人前胸，用注射器连接胃管尾端进行回抽：正常情况下抽不出胃液或者可以抽出少量的黄色透明液，如果抽出的液体 >150ml 或颜色浑浊，说明上一次的食物没有完全消化，暂时不要喂饭。

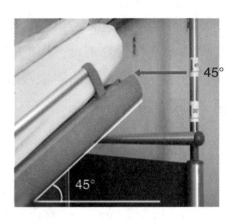

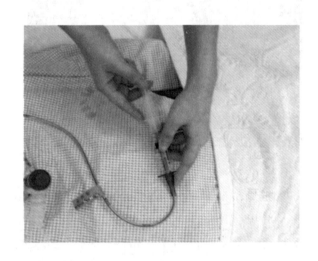

（7）喂养营养液、匀浆膳、药品的准备：

1）测量营养液、匀浆膳温度：保持营养液温度为 38～41℃ 即可。

2）测温方法有两种：手腕测温法、水温计测温法。

手腕测温法：操作者用注射器抽少量营养液，滴 2～3 滴在自己手腕内侧，如感到温度适宜即可。

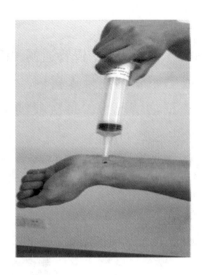

水温计测温法：取一根水温计垂直插入到营养液或匀浆膳中，稍等 1 分钟，眼睛平视水温计所示的度数即可。

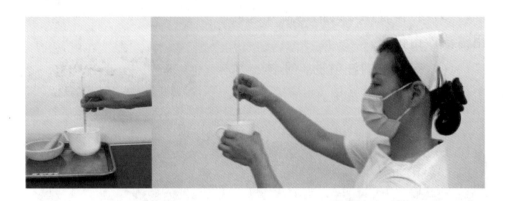

3）药品要充分研磨用水溶解，再用纱布或小网眼漏勺过滤一遍，防止堵管。

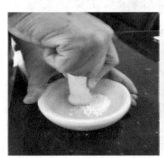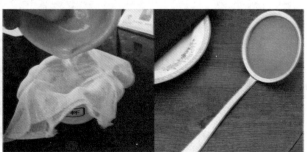

2.管饲中的平稳操作

（1）先抽20ml的温水注入胃管，胃管通畅、老人无呛咳为正常。

（2）抽取营养液或匀浆膳匀速推入胃内。50ml 液体的推注时间应持续 5 分钟以上。正常情况下，每次喂饲量为 300~350ml，如老年人情况特殊以医生医嘱为准。

（3）在喂饲过程中要观察老人有无呛咳、憋气情况，如发生呛咳要立即停止喂饲。

3.管饲后的充分清洁

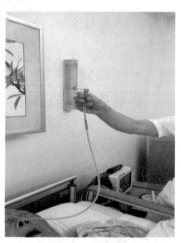

（1）喂完饭及药物后，用注射器抽20ml 温水冲洗胃管。

（2）将胃管的尾端举高，利用大气压力让胃管内的水全部进入到胃内。

（3）将胃管尾端的活塞盖好反折，用清洁纱布包裹。

（4）喂饲用的注射器、研钵、水杯等清洗干净，晾干备用。

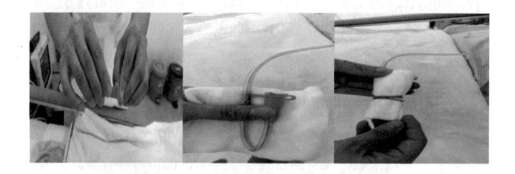

4.妥善固定胃管

（1）胃管固定可使用 3M 胶布采用"Y 形固定＋高举平台法"。

（2）每次更换固定胶布应变换贴胶布的位置。

（3）观察留置胃管处的鼻腔内黏膜有无压红、破溃。

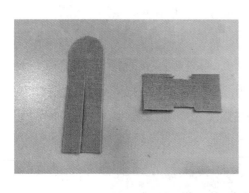
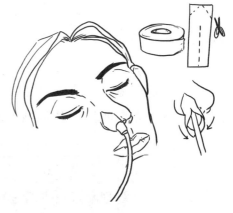

5. 留置胃管的注意事项

（1）正常的胃管更换周期是 30 天，更换时一定要到社区或正规医院换管。

（2）胃管固定的胶布如果潮湿、松动一定要及时更换。

（3）对于神志不清楚的老人，可以给其佩戴安全手套，以免老人拔出胃管。

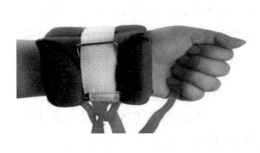
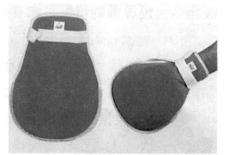

（4）患者不能经口进食，唾液分泌减少，口腔黏膜干燥，口腔自洁作用减弱或消失，易于口腔细菌生长、繁殖和移位。要鼓励老年人每日刷牙两次，不能刷牙的老年人要做口腔护理。

（5）管饲的匀浆膳和营养液食材要新鲜，配好的匀浆膳要置于 4℃ 冰箱储存，存放时间不超过 24 小时。尽量当天配制当天使用。不给老人喂养隔夜匀浆膳。

（6）各种剂型肠内营养液在开瓶后未使用完的营养液需4℃冰箱冷藏保存≤24小时，超过24小时必须丢弃，否则容易滋生细菌造成老人腹泻。

（7）肠内营养液加热时应采用热水浴加热法，不要使用微波炉加热，因为微波炉加热易致水分丢失。

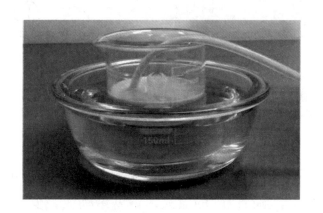

（8）喂完药物及食物以后，要观察和询问老年人有无腹胀、腹泻、大便异常的情况，如有异常应及时就诊。

（9）居家备好负压吸引装置，老人突发胃内容物反流引起的呛咳、痰堵时马上利用负压吸引装置将反流的胃内容物、痰液吸出，保持呼吸道通畅。

（10）如果出现堵管、拔管脱出的情况，不要慌张，立即去医院就诊，医务人员会视情况换管或做其他处理。

6. 牢记三个度，做好五个点

（1）三个度：

1）温度：营养液温度为38～41℃。

2）角度：床头抬高，床头与床面角度为30°～45°或者老人为坐位，与床面呈90°。

3）速度：匀速缓慢推注，50ml营养液推注时间在5分钟以上。

（2）五个点：

第一点：喂饭前 30 分钟翻身、叩背、吸痰。剧烈的翻身、叩背会引起胃部不适，吸痰会刺激咽部产生恶心、干呕等不适症状。因此，要在这类操作 30 分钟后，等老年人胃部和咽部不适症状缓解，再喂饭就不易引起呛咳。

第二点：喂饭前要回抽胃液。回抽胃里的东西，目的是观察上一顿的饭是否消化，如果从胃里抽出很多东西就不能喂饭，通俗地说就是胃里还有饭，不饿，如果继续喂饭就会撑着老年人引起呕吐。

第三点：抬高床头。情况允许最好坐着喂饭，这样符合人体正常状态。如果老人长期卧床，一定要把床头抬高 30°~45° 再喂饭，因为平躺着吃饭容易呛咳，平躺着用胃管将饭打到胃里，也容易使营养液反流引起呛咳。

第四点：匀速缓慢喂饭。喂饭太急就与正常人经口吃饭太快一样，容易引起胃疼、消化不良等症状。

第五点：饭后坐位休息 30 分钟以上。刚吃完饭后就躺下休息影响食物消化，平躺下来胃内的食物也易反流到食管，引起反流误吸。

胃造瘘老人的居家护理怎么做?

故事导入:胃造瘘是把双刃剑

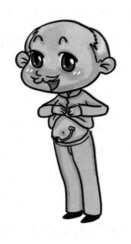
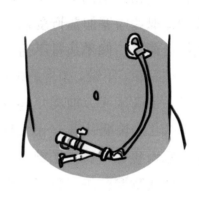

　　退休老干部王爷爷75岁,年初发生中风(脑卒中)后出现吞咽障碍,需长期鼻饲营养。住院恢复期间,小张护士发现老爷子总是叹气,闷闷不乐,于是就借着陪老人散步的机会开导他。小张护士说:"王爷爷,我知道您是担心自己得病的事儿,中风最重要的是后续的康复锻炼,只要您积极配合医生后面的治疗,保持心情愉快,肯定能康复的。"王爷爷说:"小张,我相信医生和护士能治好我的病,但是,医生说我以后要靠胃管吃饭了,你看看我鼻子上时时刻刻都要戴着这么个管子,多像猪鼻子插大葱——装象嘛。哎……本来我想着出院以后还能去和老伙计们下象棋呢,这下,我可去不了了。"原来,王爷爷担心的是戴着胃管出院,个人形象不好,不好意思再出门。小张护士将王爷爷的顾虑反馈给医生,经多学科会诊评估并征得王爷爷同意后,医生为王爷爷进行了"经皮胃造瘘术",也就是将经鼻胃管改为用一根管子穿过腹部插到胃里,因为这个管子放在肚子上,所以穿上衣服,从外观上看和正常人一样。这样既解决了王爷爷每日喂饭问题,又维护了他的个人形象,王爷爷高高兴兴地出院了。2个月后，王爷爷来医院复查，专门找到小张护士帮忙看看，因为他的胃造瘘最近出了些小问题。小张护士掀开王爷爷的衣服看一看，发现造瘘口周围皮肤潮湿发红，还有脓性分泌物。小张护士赶紧陪着老人去了门诊换药室，先让医生检查确认管道没有脱出，固定管道的水囊也完整，然后就边消毒造瘘口边问在家里维护的情况。王爷爷说："我回家以后想锻炼身体，所以每天锻炼完都出好多汗，洗澡的时候可能没有保护好造瘘口，沾了水没注意擦干，时间长了就成这样了，最近几天造瘘口又疼又痒，我害怕了，就赶紧来看看。"小张护士说："您每天出很多汗会刺激皮肤，加上洗澡时又沾了水和沐浴液没及时擦干，时间一长就造成周围皮肤感染了。您在家一定要按照出院指导上的内容做，千万不能掉以轻心啊。"

胃造瘘是把双刃剑，用好了既能提供营养渠道又能提高生活质量；反之，就会"牵一发而动全身"，引起身体其他的后续问题，给居家胃造瘘老人造成负担和困扰。

背景知识

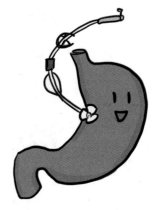

2020年发布的《中国老年患者肠外肠内营养应用指南》提出：老年人需长期留置胃管时间大于4周者，推荐进行经皮内镜下胃造瘘术。经皮内镜下胃造瘘术（percutaneous endoscopic gastrostomy，PEG）是指在内镜引导下经腹部皮肤穿刺放置造瘘管，直接给予患者胃肠营养支持，是一种新的肠内营养输入途径。经医生评估有置管指征、身体状况良好且个人又注重生活质量的老人进行 PEG 是非常好的选择。但是，如果居家老人和照护人员未得到及时有效的健康指导或不规范的护理操作，常会引发堵管、局部皮肤感染等一系列并发症，严重影响患者的生活质量。因此，科学、规范的居家照护是保证老年人胃造瘘管饲营养的实施和避免各种并发症发生的关键。

妙招在这里

1. 管饲前准备

（1）用品准备：同鼻饲前准备，加备碘伏消毒棉签、剪口纱布、非剪口纱布及胶布。

（2）吸痰及翻身准备：管饲前给予吸痰，可避免管饲中因咳嗽导致反流误吸；给予床头抬高30°~45°，即半坐位或坐位略后仰，避免挤压腹部。

（3）造瘘口周围准备：观察胃造瘘管固定的位置是否完好，管道有无变形，垫的纱布有无潮湿或分泌物，胃造瘘管外垫盘距腹部皮肤0.5 cm左右（2~3块纱布的厚度）。

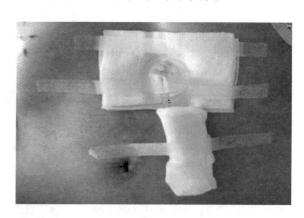

（4）管路准备：轻柔左右旋转体外管道，观察老人有无疼痛不适，感觉管路是否转动顺畅，避免体内固定器与胃壁发生粘连。

（5）操作者准备：操作者用流动水洗手。

（6）喂饭前评估：防水护理垫置于胃造瘘管下方，注射器连接胃造瘘管尾端进行回抽，确定上一餐食物已完全消化。

（7）喂养营养液、匀浆膳、药品的准备：

1）测量营养液、匀浆膳温度：因胃造瘘管较短，营养液及匀浆膳温度可根据老人对食物温度的要求，适当控制为 37～40℃。

2）药品要充分研磨用温开水溶解，再用纱布或小网眼漏勺过滤，避免堵管。

2. 管饲中的操作

具体步骤见第 170 面，推注速度为 10 毫升／分钟，注意观察老人反应，询问老人饱腹感，避免推注过快或过量。

3. 管饲后的操作

（1）每次喂完饭及药物后，用 20 ml 温开水脉冲式冲洗胃造瘘管。

（2）管饲后用注射器推入 5～10 ml 气体，将管道内残余液体完全推入胃内。

（3）将管道尾端的活塞盖好，用清洁纱布包裹。

（4）喂饭用的注射器、研钵、水杯等清洗干净，必要时沸水煮开消毒，晾干备用。

4. 胃造瘘的维护

（1）防堵管：

1）管饲的果汁、菜汁、匀浆膳，用搅拌机充分搅碎，再用小网眼的漏勺过滤 2～3 遍，一定要将果渣、菜渣等大颗粒物充分滤出。

2）药物和管饲营养液尽量分开喂，两者喂养之间用温水 10～20ml 冲管；药品需用温水充分溶解研磨后，过滤 2 遍，确认无药渣后再喂养。

3）如匀浆膳过于黏稠，可将胰酶片研碎溶于其中，匀浆膳会很快被溶解变稀释，胰酶片由医生评估后开具处方领取，按医嘱服用。

4）如老人经常发生胃潴留，医生可能会经胃造瘘置入空肠喂养管，因空肠喂养管头端直径较细，约 3 mm，在喂养任何食物或药物时必须用小网眼漏勺过滤 2～3 遍，避免发生堵管。

（2）胃造瘘固定：

1）日常活动时可使用腹带固定胃造瘘管。

2）每日观察胃造瘘外露的管道、外垫盘有无松动、变软、变形等异常情况。

3）水囊式固定的胃造瘘管应每周由医务人员检查一次水囊容量情况，以防水囊破裂影响固定导致脱管或移位。

4）烦躁、神志异常的老人应酌情使用约束具固定双手，以防双手抓扯导致脱管。

5）如居家时发生脱管，应停止喂养，安抚老人情绪，立即送老人去医院重新置管。

（3）造瘘口护理：

1）留置 10~14 天以上，已形成窦道的胃造瘘，在造口周围皮肤正常的情况下，可用流动水和无香味的肥皂局部清洗造口皮肤，洗后用干净纱布擦干，垫上剪口纱布并用胶布固定，保持清洁干燥。

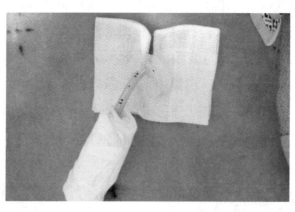

2）洗澡时尽量选择淋浴，站立不便的老人可在浴室内放一扶手椅，让老人坐在椅子上淋浴。

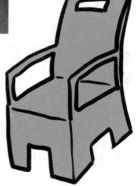

3）淋浴前可用保鲜膜缠裹胃造瘘部位。淋浴后及时消毒造瘘口周围皮肤，待晾干后更换干燥敷料。

4）更换敷料方法：去除原有已污染的敷料，一手拎起管道，一手拿棉签蘸 2% 碘伏（聚维酮碘）溶液消毒造瘘口周围皮肤，自然晾干后，以剪口纱布垫于皮肤与胃造瘘外垫盘之间，最后贴胶布固定。

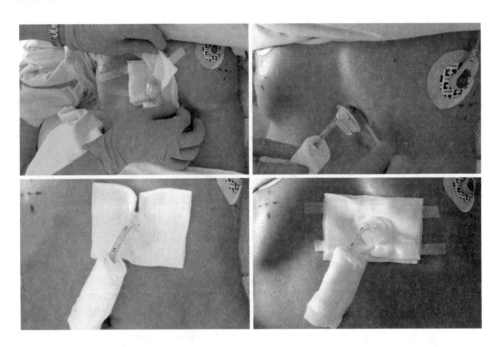

5. 胃造瘘的注意事项

（1）加强口腔护理：患者不能经口进食，唾液分泌减少，口腔黏膜干燥，口腔自洁作用减弱或消失，促使口腔细菌生长、繁殖和移位。要鼓励老人每日刷牙两次，不能刷牙的老人要做口腔护理。

（2）保证食材新鲜：制作管饲匀浆膳的食材要新鲜，配好的匀浆膳要放冰箱保存，尽量当天配制当天使用。不给老人喂养隔夜的匀浆膳。

（3）开瓶保存勿超时：各种剂型肠内营养液在开瓶后冷藏不超过 24 小时。超过 24 小时的营养液必须丢弃，否则容易滋生细菌，造成老人腹泻。

（4）加热方法用水浴：肠内营养液加热时应采用水浴加热法，不要使用微波炉，否则易破坏营养成分。

（5）定期更换保安全：管饲肠内营养（如匀浆膳、肠内营养液等）的胃造瘘管，应根据不同管路的使用要求定期更换。如管道通畅，管道材质无异常，可由医务人员评估后酌情延长更换时间。

（6）喂完饭后勤观察：喂完药物及食物以后，要观察和询问老人有无腹胀、腹泻、大便异常的情况，如有异常及时就诊。

（7）切口纱布用途多：在胃造瘘处垫切口纱布的目的，一是减少胃造瘘外垫盘对造口处皮肤的摩擦；二是在喂养前和换药时观察切口纱布渗出以及渗出液的颜色，可判断有无营养液外渗或局部皮肤有无破损。

（8）及时消毒要干燥：在出汗较多或造瘘口周围分泌物较多时，应及时消毒造瘘口周围皮肤并保持干燥，以防感染。

（9）造瘘口周围看肉芽：长期留置胃造瘘管的老人，还要观察造瘘口周围有无肉芽组织生长，如有这种情况应及时就诊。

（10）警惕管道并发症：包埋综合征是留置胃造瘘管罕见且严重的并发症，多发于置管后3～6个月，主要由于在置管操作或护理过程中过度牵拉管道等原因，使内外固定器间的压力过大，导致内固定器处的胃溃疡形成，最终导致局部胃黏膜坏死、内固定器从胃腔移至胃壁或腹腔内。常表现为胃造瘘管不能移动、管饲注入困难、腹痛等情况。在居家护理过程中，要严格遵守操作规范，避免过度牵拉胃造瘘管。

（11）吸引装置家中备：居家备好负压吸引装置，以备误吸时紧急处理。

（12）突发情况快就医：如果出现堵管、管道脱出的情况，不要慌张，立即送老人去医院就诊，医务人员会视情况换管或做其他处理。

留置尿管老人怎么护理？

故事导入：尿路健康，一身轻松

88岁的张爷爷因为前列腺肥大，膀胱内大量尿液积存，出现了排尿困难。一到医院，医生就给张爷爷插了导尿管，尿液经导尿管顺利排出，张爷爷感觉轻松了很多。但没过几天，张爷爷又皱起了眉，整天郁郁寡欢，吃饭也不香。护士小李前来关心张爷爷："爷爷呀，您的病马上就好了，眼看着出院在即，怎么还不开心了呢？"这下，爷爷才讲出了原因，原来张爷爷担心出院后带着导尿管回家，身边没了医护人员看着，感染了怎么办？管子脱出来了怎么办？一想到这些，张爷爷心里更紧张了。小李这才明白张爷爷不开心的原因，拉着张爷爷的手说："爷爷，您放心，我已经跟家里人讲了具体的注意事项，一会儿我再给您打印出来，您和家人照着做就可以了，有什么问题您还可以随时和我们联系。"张爷爷回家后按照护士宣教的注意事项认真执行，平时多喝水，注意尿道口清洁，并且定期到医院更换导尿管。

背景知识

当老年人出现以下情况时，需要留置导尿管：手术麻醉，帮助排尿困难及尿潴留的老人确保尿路畅通，预防尿液逆流引起的上行感染，尿路的检查与治疗，预防尿液可能导致局部皮肤损伤和感染（如外阴部皮肤损伤、压疮）等。

留置导尿管可能会造成泌尿道的感染，主要症状为：尿道疼痛，也可出现全尿道的疼痛；尿道外口流出黄色或者脓性分泌物；继发性附睾炎或睾丸炎。泌尿道感染后，可见尿液混浊、絮状沉淀、颜色发白，或因混杂有少量血液而使尿液发红。

很多泌尿系统有损伤或排尿功能障碍的老人会长期留置导尿

管，导尿虽然是一项简单的临床操作，但如果护理不当，就会大大增加导尿管相关尿路感染的可能，危害患者的身心健康。"带管出院，回家调养"。那么如何护理好这根导尿管呢？

妙招在这里

1. 居家护理七注意

（1）注意妥善固定导尿管：卧床时要留有空间，避免翻身时扯落导尿管；在离床活动时，应将导尿管远端固定在大腿上，尿液不超过尿袋容量的1/2，以防过重牵拉，使导尿管脱落；导尿管一旦脱落后，禁止在家中自行插入，应立即送老人就医。

（2）注意保持尿管通畅：避免导尿管和引流管扭曲，引流袋要始终低于膀胱水平，避免接触地面。

（3）注意保持会阴清洁：每天清水清洁会阴部、尿道口及尿管表面，用专用方巾擦干，建议淋浴。每晚睡前用碘棉签由尿道口中心沿尿管旋转消毒。以上这些方法可降低尿道感染的可能。

（4）注意增加饮水量：每日饮水 1500~2000ml，增加尿量以达到自然冲洗尿道的作用，可以有效预防泌尿系统感染。

（5）注意保持良好的生活方式：适当运动，避免久站、久坐；多吃蔬菜、水果、高纤维食物，保持大便通畅，避免腹压过高。

（6）注意定时更换尿管：正常情况下，尿管28天更换一次，如果引流不畅，排除了打折、扭曲等因素，应及时就医。

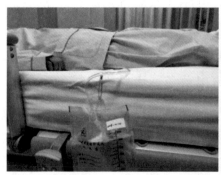
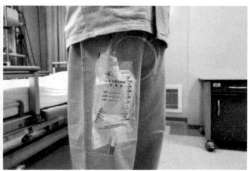

（7）注意坚持功能锻炼：锻炼盆底肌功能，每日进行提臀缩肛练习，为将来拔管打好基础。

2. 出现四大并发症莫慌张

（1）尿路感染：主要表现为膀胱区或会阴部不适，严重者可出现尿液混浊，肉眼可见的血尿，甚至出现低热等症状。症状较轻的可以采用多喝水、严格无菌规范冲洗尿管等方法解决；若症状严重，应及时就医。

（2）尿管脱出：尿管从尿道口滑出。可能与水囊破裂或从事腹压过大的活动有关。老人应保留脱出的尿管，将其带到正规医疗机构，观察尿管是否完全脱出；根据医嘱重新留置新的导尿管。

（3）导尿管堵塞：排除了管道扭曲，但没有尿液流出，感觉腹部憋胀，立即到医疗机构处置。

（4）漏尿：如有尿液从尿道口流出，需要送老人去医院就诊。

3. 掌握几项小技能

（1）排空集尿袋：

1）洗手。

2）打开尿袋下端的夹子，排空尿袋，关闭夹子。

3）洗手。

（2）更换集尿袋：

1）洗手。

2）夹闭或折叠尿管尾端。

3）分离尿管与引流管。

4）使用碘棉签由接口处螺旋消毒连接处。

5）接上新尿袋，解除夹闭或折叠。

6）洗手。

（3）盆底肌功能锻炼：

1）方法：吸气时收缩肛门会阴部肌肉，呼气时放松肛门会阴部肌肉。

2）要求：

A. 会阴部每收缩3秒，放松3秒，逐渐调整到10~12秒为正常。

B. 每日练习3次，每次5分钟。

C. 练习时坐、站、躺着，各种体位都可以。

D. 练习时不憋气。

3）注意事项：

A. 做盆底肌肉训练时，训练的次数与个数应循序渐进，逐渐增加。

B. 练习时以不疲劳为原则，累了就休息，不累就继续，若休息后疲劳感不缓解则当天停止训练。

膀胱造瘘老人怎么护理？

故事导入：小小造瘘管，解决大麻烦

82岁的王爷爷因为尿道梗阻，无法留置导尿管，为永久性解决排尿困难，医生进行了耻骨上膀胱造瘘术，解决了王爷爷的排尿痛苦。王爷爷回家后白天不敢多喝水，怕尿袋尿多了不好固定；夜里睡觉不敢翻身，怕导尿管打折、脱落；平时喜欢热闹、腿脚灵便的他也不爱出门和老伙伴儿下棋、遛弯儿了，怕自己有味儿遭大家嫌弃，生活少了很多的乐趣。没几天，王爷爷觉得尿憋得慌，造瘘口周围纱布湿湿的，而且尿袋里尿特别少，颜色深黄还有点红。儿子赶紧带着他来医院，医生一下子就找到了原因：造瘘管不通畅了。护士小李给王爷爷做了瘘管冲洗，换了纱布，通过家属也了解了王爷爷造瘘术后几天就发生这种情况的原因。小李给王爷爷做了心理疏导，还支了小妙招。王爷爷回家以后每天穿着改制的裤子出门散步，偶尔也在亭子里和老战友们杀盘棋，又恢复了往日的笑容。

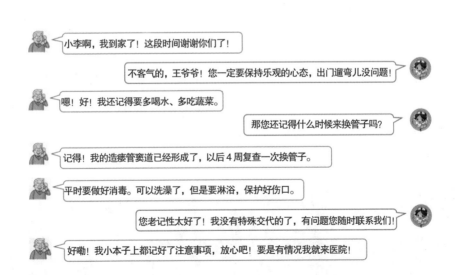

小李啊，我到家了！这段时间谢谢你们了！

不客气的，王爷爷！您一定要保持乐观的心态，出门遛弯儿没问题！

嗯！好！我还记得要多喝水、多吃蔬菜。

那您还记得什么时候来换管子吗？

记得！我的造瘘管窦道已经形成了，以后4周复查一次换管子。

平时要做好消毒。可以洗澡了，但是要淋浴，保护好伤口。

您老记性太好了！我没有特殊交代的了，有问题您随时联系我们！

好嘞！我小本子上都记好了注意事项，放心吧！要是有情况我就来医院！

背景知识

各种原因出现尿失禁或者尿潴留，尿液不能正常的排出或者反复尿失禁，导致继发性的泌尿道感染，这些情况下就可能需要膀胱造瘘。膀胱造瘘管就是经小腹部切开或穿刺进入膀胱，放置一根导管用来引流尿液的一种方法。用于暂时性或永久性尿流改道。接受膀胱造瘘的患者多是年老体弱、重要脏器有严重疾病不能耐受手术的神经源性膀胱功能障碍、前列腺疾患及尿道功能障碍者。那么如何护理膀胱造瘘管呢？

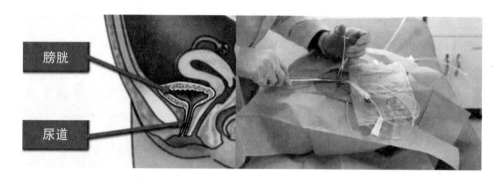

妙招在这里

1. 保持造瘘口清洁、干燥

膀胱造瘘初期，每日 2 次用碘伏棉签消毒造瘘口周围皮肤（以造瘘口为中心自内向外 15cm），消毒造瘘管（自造瘘口沿管道螺旋向上 10cm），清除分泌物，覆盖无菌纱布；瘘口形成后，每日温水清洁造口，保持局部皮肤清洁、干燥即可。

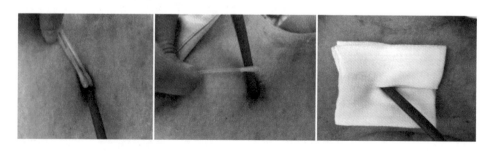

2.妥善固定引流管

引流袋的位置应低于造瘘口 10cm 左右，引流袋不可高于造瘘口，防止尿液反流造成逆行性尿道感染。尤其睡觉时要妥善固定好管路，预留好管道长度，以免翻身时牵拉导致引流管脱落。

老人外出时可穿着改制好的裤子，将膀胱造瘘管自然下行至侧缝粘扣处引出，合上粘扣，置尿袋于口袋中，外出可适当喷点香水。

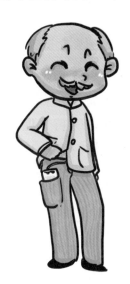

3.保持引流通畅

避免引流管扭曲。定期从近造瘘口端向外挤捏引流管，保持引流通畅。

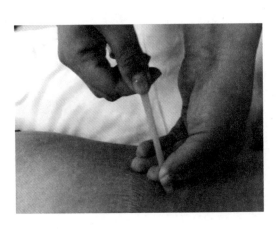

4. 学会观察尿液

主要观察尿液的量、颜色、性状。正常尿液为淡黄色、清亮液体。如发现尿液颜色变深，要多饮水；发现尿液浑浊，造瘘口和尿道口分泌物增多，分泌物为黄色、有异味，有尿急、尿痛，低热等均要及时留取尿液送检；如发现造瘘管内尿液颜色变深、变红，提示有可能膀胱出血，应立即去医院就诊。

5. 定时排放尿液

一般 2~3 小时放尿一次，以维持膀胱的自律功能；持续放尿可使膀胱逼尿肌失用性萎缩，最终引起膀胱痉挛。

6. 正确合理饮食

多吃清淡、易消化的食物，保持大便通畅，以免排便用力引起伤口渗血和造瘘管脱出；多吃富含蛋白质和维生素的食物，有利于细胞组织恢复及营养神经的作用；鼓励老人适当增加饮水量，每日饮水量在 2500ml 左右，睡前、夜间要适量饮水，使饮水量分配均匀，起到稀释尿液、冲洗尿路作用。

7. 定期更换尿造瘘管

正常情况下，膀胱造瘘管 28 天更换一次；如果引流不畅，排除了打折、扭曲等因素，也要及时就医更换；一旦脱落，立即就医。

结肠造口老人怎么护理？

故事导入：可怕的人工肛门

76岁的张师傅年前查出了直肠癌，由于肿瘤位置离肛门太近，医生在切除肿瘤的同时做了人工肛门（结肠造口）。虽然张师傅早有思想准备，但当看到肚子上的造口和粪袋时，心里难过极了，出院以后，他时刻都在担心粪袋是不是满了？会不会漏了？有没有挤破？什么时候该更换？因为害怕排泄物产生异味，担心洗澡会使造口感染，张师傅开始少食、少饮甚至绝食，每天只简单的擦洗身体，但身上总有一股难闻的味道……生活中的种种不便，一下子打垮了他。张师傅陷入了深深的自我厌恶中，开始闭门不出、拒绝见客，还曾经一度想要自杀。

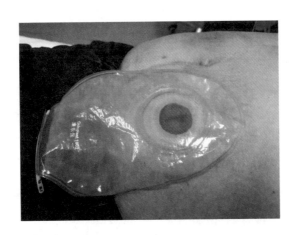

背景知识

结肠造口是指为了治疗某些肠道疾病（如直肠癌、结肠癌、溃疡性结肠炎等肠道疾病），外科医生通过手术在腹壁上所做的人为开口，是将一段肠管拉出开口外，翻转缝于腹壁，从而形成肠造口，俗称人工肛门。由于手术切除了病变肠道，有效地治疗了原发疾病，从而显著延长了老人的寿命，但由于排便方式的改变，也给老人带来了巨大心理负担。严重者出现自卑、抑郁、自闭等心理问题，严重影响患者的生活质量。那么，如何帮助老人更快、更好地适应"造口生活"呢？

妙招在这里

1. 造口需要护理好

（1）通常造口袋应每周更换一次，过度使用会致使造口袋松弛破损或者细菌大量滋生，一旦细菌逆行向上，则可能会发生肠道炎症；如果出现造口袋松动破裂的情况，应及时更换，以免污染衣物。平时造口袋内排泄物应及时倒出，清洗以后妥善安装。

（2）正确更换造口袋是保护造口周围皮肤、延长造口袋使用时间的关键，具体方法如下：

1）用物准备很重要。用物主要包括：造口袋、造口测量尺、造口剪刀、底盘、造口粉、防漏膏、皮肤保护膜、黏胶去除剂、卫生纸、湿纸巾、生理盐水或温水、棉球、干棉签、污物袋。

2）更换口诀要记牢。为了使大家轻松掌握更换造口袋的方法，专家们总结出一套更换口诀：一撕二擦三检查，四量五剪待干燥，六撒七抹八上膏，九贴十封快捂牢。

A. 撕——撕去旧造口袋。

操作前，应用肥皂或洗手液彻底清洁双手，取坐位或半坐位，用一只手按住皮肤，另一只手由上而下慢慢揭除造口底盘，如撕除困难时可用湿纱布或黏胶去除剂浸润底盘再撕造口袋。

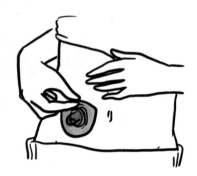

B. 擦——擦洗造口及周围皮肤。

用温水或生理盐水棉球**由外向内**轻轻擦洗造口及周围皮肤，若皮肤上有胶印，可用黏胶去除剂进行清洁，动作要轻柔，防止用力过猛损伤皮肤表皮，擦洗完毕后可用纸巾吸干皮肤上的水分。肠造口黏膜娇嫩，对温度和痛觉非常不敏感，在清洗时，水温最好为35~37℃，温度过高易烫伤皮肤；禁止用酒精、碘伏等刺激皮肤的消毒用品。

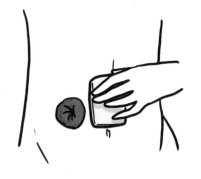

C.查——检查皮肤和底盘。

一是检查造口和周围皮肤情况：正常肠造口的颜色鲜红或为粉红色，平滑且湿润，高出皮肤1~2 cm，形状为圆形；如果造口皮肤是黑色、紫色或蓝色，应及时就医。正常造口周围皮肤颜色正常且完整，若皮肤变红或有色素沉着，应增加更换频率；若皮肤出现肿胀、破溃、水疱、皮疹等，应及时就医，避免并发症的发生。

二是检查造口底盘及黏胶覆盖下的皮肤，以便发现底盘黏胶是否完整、有无被腐蚀、造口周围有无排泄物或皮肤浸渍，若出现以上情况则需要缩短更换时间，同时需记住出现问题的部位，并在这些部位酌情加用皮肤保护粉、皮肤保护膜或防漏用品等。

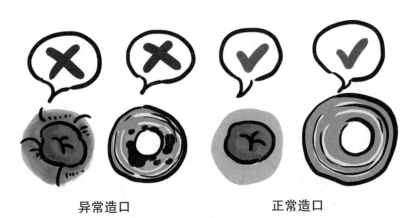

异常造口　　　　　　　　　正常造口

D.量——测量造口大小及形状。

选择合适的造口测量尺，准确地测量造口大小（包括造口的长和宽），选择合适的造口底盘，若造口形状不规则时，应多角度测量，方便下一步裁剪。

E. 剪——修剪底盘。

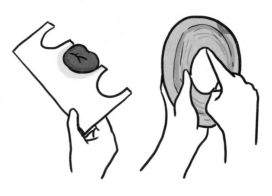

根据测量的大小，最好使用专用造口剪刀合理剪裁造口底盘，剪裁底盘的大小要比造口实际测量值大1~2 mm，避免剪裁过大，否则容易发生渗漏；也要避免剪裁过小，否则容易挤压造口，造成造口出血或缺血。裁剪完成后，用手指在其内径反复摩擦几遍，去除裁剪的毛刺，减少对造口黏膜及皮肤的刺激。

F. 撒——涂撒造口护肤粉。

在皮肤清洁干燥的前提下，在造口的周围喷撒少许造口护肤粉，用干棉球涂抹均匀后等待几分钟，再将多余粉末清除。

G. 抹——涂抹皮肤保护膜。

将皮肤保护膜均匀地涂抹在皮肤上，晾干后皮肤上会形成一层无色透明的保护膜。

H. 上膏——涂上防漏膏。

取适量防漏膏均匀涂抹在造口周围，用湿棉签涂抹均匀，使皮肤与防漏膏形成平整表面。防漏膏也可用防漏条替代。

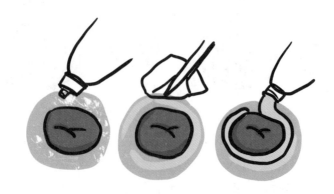

I. 贴——贴上造口底盘。

撕去底盘粘贴面的保护纸，对准造口由上而下将造口底盘贴于皮肤，轻压内侧周围，再由内向外轻轻加压，使黏胶与皮肤紧密贴合。

J. 封——用封口条封好造口袋。

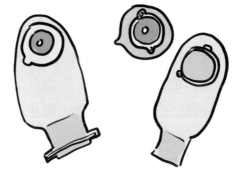

二件式造口袋需先装上造口袋，再用封口条封好造口袋出口，一件式造口袋需直接用封口条封好造口袋出口。

K. 捂——用空心拳捂紧按压底盘。

以上步骤做完后不要着急，让老人静躺 20 分钟，照护者一手以空心握拳状按压底盘 5~10 分钟，这样可以使底盘粘贴得更牢固。

2. 日常生活要注意

（1）穿衣要注意舒适：尽量选择柔软舒适的衣服，避免穿紧身衣裤，以免压迫、摩擦造口，影响血液循环。女士应避免穿牛仔裤，男士应避免扎腰带。

（2）洗澡时淋浴：手术伤口完全愈合后，便可以洗澡。洗澡一般以淋浴为主，水温不宜太高，以 35~40℃ 为宜，时间应控制在 15~20 分钟，淋浴喷头应避免对造瘘口直喷，以防损伤造口黏膜。造口袋周围一圈贴防水贴膜，避免淋浴时水渗入到造口袋内。

（3）运动要注意适量：完全康复后，应根据自己的身体情况选择合适的体育运动，如跑步、快走、游泳、太极拳、节奏慢的舞蹈、散步等，但注意避免提重物等，防止腹部压力过大造成造口周围疝的发生，注意避免对造口可能造成直接撞击的运动，如打篮球、踢足球、摔跤等。必要时，根据情况可选用造口腹带，以增加腹部支撑力。游泳的老人更要注意，在下水前贴一个弹力胶贴后，方可安心运动。运动时间可根据自身耐受力进行调整，一般以 40 分钟为宜。

（4）饮食要注意清淡：一是注意避免吞入大量空气，故吃饭时避免说笑，饮水时尽量选用吸管，同时减少进食产气的食物，如豆类、萝卜、洋葱、卷心菜、红薯、韭菜、碳酸饮料等。二是注意避免过多进食产生异味的食物，如卷心菜、洋葱、大蒜、蛋类和辣椒等。三是注意减少进食堵塞造口的食物，如高纤维的食物（玉米、白菜等）。四是注意适当增加缓解便秘的食物，如多饮水、新鲜水果、蔬菜、粗粮等。五是注意饮食卫生，饮食要细嚼慢咽，宜进食易消化食物，少吃冰冷食物，防止腹泻发生。

（5）造口要注意扩张：老人或家属可戴上乳胶手套，小拇指涂上液体石蜡或食用麻油轻柔并缓慢伸入人工肛门内，在狭窄处轻轻旋转手指，每次 5~10 分钟，开始时每日可进行 1~2 次，以后可使用食指，并适当减少扩肛次数。切记动作要轻柔，手指插入造口不宜过深，为 2~3 指关节。

3. 及时复查和就医

手术以后遵医嘱定时复查，通常为第一年前 3 个月每月 1 次，以后每 3 个月 1 次；如遇到造口周围红肿、疼痛、波动感、肠壁黏膜出血等情况应及时就医处理。

4. 心理关怀

结肠造瘘术后的老人，需要很长一段时间去适应造口袋的存在，在此过程中，老人可出现害怕、失落、无奈甚至厌恶自己等心理，情绪不稳定。作为家人和朋友，我们应学习造口袋的相关护理知识，帮助老人尽快适应；另外要有耐心，多陪伴，多倾听，鼓励老人多与有经验的病友交流、参加结肠造口联谊会等。

如何呵护失智老人？

故事导入：记忆虽远去，但爱仍在

　　王爷爷和赵奶奶是小区内一对有名的恩爱夫妻，爷爷是名书法家，为人和蔼可亲，可谓一代名师，桃李满天下。年过八旬，爷爷患上了阿尔茨海默病。奶奶与爷爷截然不同，没有读过多少书，但却是出了名的贤内助，把家里打理得井井有条，四个孩子也都是她一人拉扯大。

　　当医生告知爷爷患上了阿尔茨海默病时，奶奶一脸茫然地听着医生给他解释这个陌生的"外国病"。听到最后，奶奶笑了，说："你说了这么多，我明白了，不就是像照顾小孩一样吗？我已经带大四个了，也不差这一个！"

　　回家后，奶奶从没把爷爷当成病人，每天陪他一起去公园打太极、饭后散步、练习书法等，生活方式照旧。

　　在疾病早期，爷爷时常抱怨自己记性不好，脑子糊涂了，经常找不到东西放在哪了，有些人、有些事怎么想都想不起来，十分烦恼，奶奶反而不在乎地说："忘了好，忘了好，一辈子要记那么多人、那么多事，心还没操够啊，现在不记得了反倒省心，没听人家说难得糊涂啊！"爷爷听后自己也哈哈大笑起来，说："也是，你说得对。"为了保证爷爷的安全，奶奶买菜做饭都把爷爷带在身边，奶奶负责买菜、做饭，爷爷负责拣菜、洗菜。从不做家务的爷爷，现在成了奶奶的好帮手。每天饭后老两口都会在小区里散步，跟以前一样，奶奶走在前面，爷爷挂着拐杖跟在后面，不同的是，爷爷嘴里会不停地哼唱着"九妹九妹可爱的妹妹，可爱的妹妹……"反反复复就这一句，这是在那个年代非常流行的歌曲，但爷爷记得的也就这些了。

孩子们也很孝顺，轮流回家住，为的是陪王爷爷参加各种活动，感受生活的乐趣。儿子陪着去钓鱼，爷爷拿着鱼竿在水面上玩了起来，旁人问道："这样钓不到鱼的，这不浪费时间吗？"儿子笑着答道："他钓的不是鱼，是心情！"女婿陪下象棋、女儿陪着翻阅旧照片，各有分工，满足爷爷的不同情感需求……

奶奶从不拿爷爷和过去做对比，一日三餐，衣着冷暖从不含糊，每次儿女带爷爷出门前都会交代一句："按时喝水、上厕所，冷了穿、热了脱，饿了就回家吃饭！"简单的话语中饱含了奶奶对爷爷无微不至的爱！

随着时光的流逝，爷爷只能坐在轮椅上默默地看着奶奶和儿女们，在爷爷的世界里，他们已经变成了最熟悉的陌生人，但他们的爱爷爷是能感受到的。每当奶奶把饭端到爷爷身边时，爷爷只能哼哼两声，微微一笑来表示，虽然不能说话了，但奶奶已经很满足了。

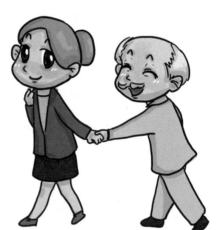

爷爷在过完百岁寿诞的晚上，安详地离开了，照片上的他带着幸福和微笑，虽然记忆已经远去，但爱一直都在！一家人用全部的爱来守护、陪伴着他走完这人生的最后旅程！

背景知识

失智症又称阿尔茨海默病，是一种因脑部损伤或疾病所导致的渐进性认知功能减退，影响记忆、注意力、定向力、语言、理解能力，人格或行为通常也发生改变，典型的起始症状为记忆障碍，以短期记忆障碍为主，最常见的为阿尔茨海默病。高龄是失智症最主要的危险因素，2018年全球阿尔茨海默病报告显示，每3秒钟就有1名失智老人产生，形势非常严峻，且90%的失智老人会伴有精神行为问题，导致日常生活能力下降，不同程度地影响老人的社会功能和生活质量。目前尚无治愈性疗法，给社会、家庭以及照料者带来了沉重的负担。随着人们对健康的关注，老年认知问题已经成为世界卫生组织的公共卫生重点问题，而"失智照护"也已成为社会各界广泛关注的热点话题。现实生活中对失智老人照护不当极易引发走失、跌倒、呛噎、自伤或伤人、服用药物过量等不良事件的发生。那么该如何对失智老人实施安全照护呢？他们出现了精神行为症状时，家人及照护者又该如何应对呢？

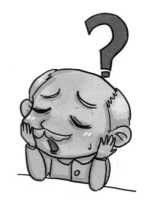

妙招在这里

1. 照护失智老人应明确四个观点

（1）一个目标：最大限度地保留现存功能，而并非要挽回老人失去的记忆。

（2）两个结果：让疾病进程慢些，让生活质量高些。

（3）三个评价：失智老人的生活有尊严、有质量、有意义。

（4）四个原则：自由与安全、尊重与理解、参与协助、维持生活延续性。

2. 照护失智老人应掌握五个照护技巧

（1）照护技巧之一：认清四早（早发现、早诊断、早治疗、早获益）。

早发现——十大预警信号：

1）记忆力下降，影响日常工作和生活。

2）做先前熟悉的事情有困难。

3）语言表达有困难。

4）时间和地点定向力障碍。

5）判断力下降。

6）抽象思维的障碍。

7）将东西放错地方。

8）情绪或行为改变。

9）性格改变。

10）主动性丧失。

早诊断——警示作用：记忆门诊及时就医，避免走失等不良事件的发生。

早治疗——关键环节：可帮助老人最大程度地维持现存功能，在一定程度上改善症状。

早获益——皆大欢喜：老人症状得到改善，同时减轻失智照护负担。

（2）照护技巧之二：具备三心（爱心、耐心、用心）。

爱心：对失智老人投入全部的情感与关爱，用爱心呵护他们。

耐心：在与失智老人长期相依相伴中保持耐心，永不言弃，持之以恒。

用心：用心学习失智老人照护相关知识和技能，以及出现精神行为症状时的应对技巧。

（3）照护技巧之三：为人三会（会交流、会转换、会处理）。

会交流——掌握沟通技巧：语言简单，尽量不用疑问句和否定句，每次只说一件事情。

会转换——学会换位思考：使用善意的谎言，试图走进失智老人的世界，分析行为背后原因。

会处理——要有认可态度：避免争吵纠缠、强行纠正，学会不失原则地让步，认可其行为。

举例说明：老人不吃饭怎么办？

处理方法：学会分析行为背后原因，照护问题原因分析三个角度即老人、家属、环境。

1）考虑身体因素：是否有身体不适。

2）换换饭菜口味：是否是饭菜不合口味。

3）换换喂饭的人：是否喂饭的人老人不喜欢，换个人试试。

4）遵循老人饭点：是否没有到老人吃饭的饭点，正常人的吃饭时间不一定是老人的饭点。

5）上医院就诊：是否已经好几天不好好吃饭，出现了精神萎靡等。

（4）照护技巧之四：安全六防。

一防走失：

1）识别预警信号。

A．不安：表现为漫无目的地在屋里走来走去，在同一地方不停地踱步。

B．困惑：表现为进入商场会迷路，严重时在家里找不到自己的卧房等。

C．重复任务：表现为重复做同一件事情，如同样的问题问了一遍又一遍、一件衣服放衣柜里再拿出来，反复数次等。

D．遵循旧的习惯：表现为经常会说或试图要回到过去住的地方或工作过的地方。

E．延迟回家：表现为经常出去散步，回家时间一天比一天晚，可能走路时开始迷失方向或者忘记了回家的路。

2）需要随时有人陪伴在身边。

3）正确选择佩戴防走失设备，如黄手环、具有卫星定位功能的手表或手机、腕带、联系卡、防走失提醒器等。

4）缓解认知衰退，多做认知康复训练，如回忆电视细节、记词汇、讲故事、记特征、拼图等，每个星期训练3次，每次20分钟。这种训练可延长大脑功能维持时间。

5）隐藏出入口或门把手，如用画布或装饰物进行掩饰，降低失智老人走失风险。

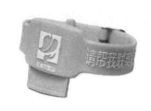
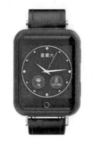
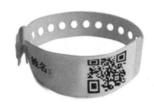
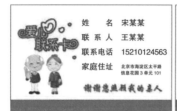
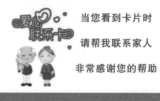
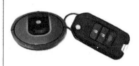

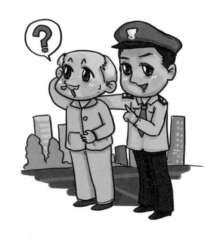

6）制订寻找计划。

A．提前与社区保安邻居说明老人的情况，共同监督失智老人的行走轨迹，走失时可请求社区保安和邻居的帮助。

B．家属要提前了解居住周围环境，熟悉附近任何可能存在危险的地方。

C．记住老人平时喜欢溜达的地方和常去的场所。

D．如搜索15分钟未找到，要立即做三个事情：报警、联系救助站、联系一些网络平台寻人。

二防跌倒：

1）积极鼓励老人做些力所能及的家务，进行有利于身体协调性的锻炼活动，提高平衡能力。

2）家里地面平坦、防滑、干燥、通道中无障碍物，勿让失智老人独自外出，切勿让他们独自登高。

3）衣裤舒适合身，穿防滑鞋，刚拖过的地面不要让老人随意

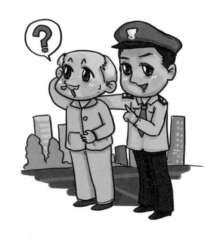

走动，坐便器两旁、淋浴房墙壁等处安装扶手，便于老年人抓握，配有带扶手的洗澡椅。

4）对于服用镇静、催眠类药物的老人，在床上服药后直接就寝，避免再下床活动。

5）提供合适的手杖或助行器等。

三防误吸：

1）进餐环境宜安静、防干扰。

2）进餐速度宜缓慢，防催促。

3）进食食物易消化，防呛噎。

4）餐后口腔宜清洁，防残渣。

四防自伤或伤人：

1）避免让失智老人触碰刀具、燃气、电源等可能对其安全产生威胁的物品，家属可将电源进行装饰或隐藏，防止老人触电。

2）冷、热水标识要清楚，淋浴器采用自动控温装置，温度控制在37℃以下，防止老人烫伤。

3）餐具的选择上尽量不要使用玻璃或陶瓷制品，防止餐具破碎划伤老人。

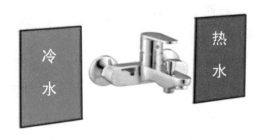

五防误食：

1）保证家里的药品放在安全的位置，不要让失智老人自行保管药品，以免他们误服或服用过量。

2）保证冰箱内的食物新鲜、安全，没有过期、变质。

3）妥善保管杀虫剂、洗涤剂、汽油等危险物品，放在失智老人拿不到的地方或锁在柜子里。

六防精神行为异常：

1）居住环境：安全、熟悉、稳定，标识清晰醒目，家具简洁、摆放固定，室内多摆老人熟悉的物品，如旧照片、纪念品等，不要安放镜子，避免失智老人照镜子看见自己茫然不知所措的感觉。

2）适当的感官刺激：

A.视觉刺激：悬挂或摆放色彩鲜明的照片、图画和无毒、无刺激的花草等，洗漱用物要色泽鲜艳、造型漂亮，吸引老人愿意用这些洗漱物品去清洁，保证个人卫生。

B.听觉刺激：播放老人喜欢的歌曲、戏曲等，有助于老人延缓记忆丧失进程，睡前可播放轻缓、柔和的音乐促进老人睡眠。

C.触觉刺激：为老人提供喜爱的玩偶、毛绒玩具，与其进行拥抱、交谈、喂养等。

D.嗅觉刺激：闻花香、喷洒植物精油或使用香熏。

3）愉悦性活动：依据老人的爱好，陪同老人一起散步、翻看照片、玩益智类游戏（拼图、搭积木等）、画画、种植花草、外出旅行、聆听大自然的声音等，多给予鼓励、称赞和表扬。

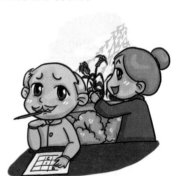

4）避免频繁更换住所和照护者。

（5）照护技巧之五：三要三不要。

1）要面对今天的他——不要回头和他的过去比。

2）要看到保留的功能——不要看他丧失了什么。

3）要保持一颗平常心——不要期待他会越来越好。

老人视力障碍如何应对?

故事导入：科技带给失明老人的福音

外企工作的小王与年迈的父母一起居住，父母身体都很好，一家人其乐融融。最近小王发现书不离手的母亲不再动书、看书了，家里也没了电视机里放电视剧的声音。父亲说："你妈啊，最近总说看书看多了，眼睛都模糊了，想歇歇，养养眼睛！"小王说："妈，带您去医院检查一下吧？"母亲答："不用了，就是用眼过度，歇几天就好了。"没过几天，母亲去厨房端汤，只听见一声巨响，汤碗摔在了地上。小王连忙跑到厨房，一看母亲惊慌的样子，才意识到母亲的眼病已经很厉害了！小王立即带着母亲去了医院，医生说母亲因为闭角型青光眼导致了失明，需进行手术治疗。在母亲等待手术的日子里，小王请了假，每天和父亲一起陪伴母亲，做母亲的眼睛，当母亲的拐杖，带母亲外出散步，小孙女给外婆讲学校的趣事，女婿开车把母亲的老闺蜜接到家里陪母亲闲聊。后来，母亲的手术很成功，母亲重见光明。

小王母亲感慨地说："现在真是先进啊，一点也不疼就治好了眼睛，不过说实话，活了大半辈子，自己原来一直都是在用眼睛看世界，在失明的日子里，是你们让我学会了用心去看世界，我会更加珍惜这失而复得的美好，走完余生之旅。"

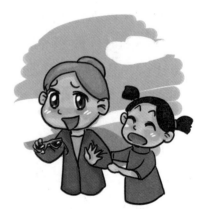

背景知识

因器官功能减退、疾病、空气污染、不良用眼习惯等导致老人出现不同程度的视力下降，严重者可致失明。随着人口老龄化的加剧，失明老年人日趋增多，失明已成为老年人的一种常态，严重影响老年人的健康和生活。失明的老人觉得世界是黑暗的，很容易心理失衡，产生孤独、自卑和失落感，严重者可导致抑郁，因看不见多易发生跌倒、触电等不良事件，给家庭、社会和照护者带来了沉重负担，那么老年人失明了该怎么办？如何实施照护能让失明老人的日常生活更安全、更有意义？让失明老人的世界从此不再只有黑暗呢？

妙招在这里

1.坚持一个原则——定期做眼部检查，及时就医

老年人应每年进行1~2次眼科检查，发现老年人视力下降或突然失明应及时就医。

2.消除两个盲区——白内障认知盲区

盲区一：手术时机的选择——不是越晚手术越好。

（1）传统观念认为：老年性白内障要等看不见东西、白内障完全成熟的时候做手术最好。其实不然，白内障过度成熟、晶状体过于老化、晶状体核过硬，会增加手术风险，延长术后恢复的时间。有些过度成熟的白内障，会引起青光眼等并发症，造成严重的眼损害。

（2）科学技术引领：随着显微手术设备及技术的不断进步，目前，普遍采用的最先进的治疗白内障的手术方法是，白内障超生乳化抽吸术＋人工晶体植入术，手术切口小、耗时短、恢复快、疗效显著。此手术无年龄限制，只要是身体条件好，高血压、冠心病或糖尿病等全身性疾病处于稳定状态，90岁以上的老人也可耐受手术。术后不复发，最常见的并发症为后发性白内障，可使视力重新下降，此时可予激光消除，门诊几分钟就可以解决，无须住院。

（3）最佳手术时机：当由白内障引起的视力下降影响到老人日常生活和工作，符合手术适应证、排除手术禁忌证、在身体状况允许的前提下，即可根据老人意愿行白内障手术。

（4）需考虑早期手术的情况：双眼白内障、白内障不重因高度近视影响生活、窄房角或明确诊断闭角型青光眼。

盲区二：人工晶体的选择——不是价格越高越好。

根据术眼的具体情况、经济状况和不同需求，选择人工晶体（度数、材质、类型和特性）。需要特别提示的是，适合别人的不一定适合自己，不必一味追求高价的人工晶体。

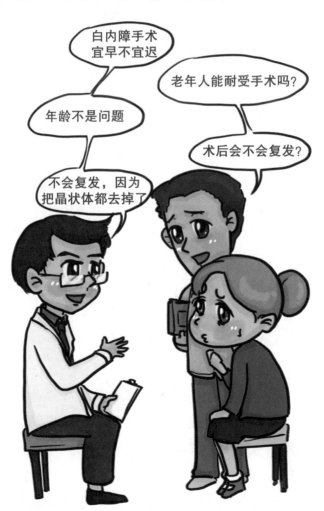

3. 做好三个护理

（1）心理护理：

1）消除恐惧焦虑感：对老人来说，失明可能比死亡更可怕，世界变成了黑色的，生活上处处觉得有障碍，从此可能成了残疾人，内心会极为恐惧、害怕，常感到自卑、无助及失落。家人需要经常与老人进行沟通交流，并让老人感受到被理解，多加安慰和开导，时刻有人陪伴，让老人感受到自己不是孤单的，消除他们的恐惧和焦虑。

2）增强对生活的信心：对老人多加关爱，尽量满足老人的需求，听老人喜欢的音乐广播节目，多给老人讲笑话，陪老人做力所能及的事情，外出散步、逛街时可戴上墨镜，边走边聊所见所闻，做老人的眼睛，让老人感受到家的温暖，感受到家人的爱，感受到自己是被需要的，增强对生活的信心。

3）加强社会联系：鼓励其亲朋好友前来探访、闲聊，鼓励和陪伴老人参加各种社交活动，让其感受到存在的价值，寻找生活的动力，摆脱孤独，消除失落感。

（2）生活护理：

1）安全护理：24小时有人陪伴，衣裤合身，鞋底防滑，室内环境整洁、简单，尽量不要改变居住环境，电源线尽量隐蔽，刀具等利器收置妥当，不要让老人自行倒开水，防止跌倒、触电、划伤、烫伤等意外发生，保证老人安全。

2）卫生护理：家人协助老人做好洗漱、洗澡等个人卫生清洁，床单平整且定期更换，穿干净、舒适的衣裤。

3）眼部护理：对于视力下降的老人应注意劳逸结合，避免长时间、强光或暗光环境下用眼，经常做眼部保健操，佩戴合适度数的眼镜；失明者注意保护好失明的眼睛，遵医嘱用药，防止感染。

4）饮食护理：营养全面、均衡，以清淡、易消化的饮食为主，多食对眼睛有好处的食物，如新鲜蔬菜、水果，动物肝脏、牛奶、蛋黄、红枣等，戒烟、酒，避免暴饮、暴食。对老人而言，从生活自理→他人喂食→协助饮食→独立饮食有个慢慢适应和参与的过程，需家人做好引导和鼓励。

（3）康复护理：

1）全身耐力训练和实体触觉训练：如步行、上下楼梯、触摸不同大小、质地、形状的物品进行辨别等训练。

2）生活自理能力训练：帮助老人辨别屋内方向、物品摆放位置等，锻炼其自行找到卫生间、卧室等，提高生活自理能力。

4. 警惕四种疾病——预防失明的关键

白内障是全球第一位致盲性眼病，老年人致盲首要病因。其次为青光眼、老年性黄斑变性、角膜病变。

警示信号：当老人出现视觉模糊、视力急剧下降、复视、眼前有黑影、眼肿、胀痛、视物变形、怕光流泪等症状时，应高度警惕，尤其是有以上四种疾病家族史的老人更是高危人群。

预防小贴士：生活起居规律、精神状态良好、适当体育锻炼、合理均衡饮食、注意用眼卫生、防止全身性疾病（高血压、糖尿病、高血脂等）、眼部定期检查。

5. 失明老人五忌

★ 忌刺激：愉快乐观防衰老。

★ 忌过饱：七八分饱减负担。

★ 忌过晚：正点饮食易消化。

★ 忌烟酒：戒烟禁酒利健康。

★ 忌无人：专人照看保安全。

听力障碍老人怎么与外界交流？

故事导入：此时无声胜有声

近日，我院手术室接到一位老年耳聋患者。由于其文化水平不高，社会接触面小，听力逐年退化，人际交往和语言沟通严重受影响。在医院陌生的环境中，因无法与医护人员进行沟通，更让他感到无助和惶恐。患者对疾病知识缺乏，对手术心存恐惧，加之手术时亲人不在身旁，更加重了患者的焦虑情绪。在这种情况下，护士亲切的微笑，以温柔的目光注视着患者，亲自推着平车将患者送到手术室，在老人感到紧张时关切地握住老人的手，这些细节的安抚逐渐消除了老人的顾虑，增加了他对医务人员的信任。俗话说"眼睛是心灵的窗户，微笑是美好的语言。"此时，麻醉医生拿着一张纸来到患者面前，上面写着："在您手背扎个针，稍微有点疼，不躲不动哦！！！过几分钟您就像睡着了一样，不用担心哦！"老人接过纸，仔细看了上面的内容，然后很好地配合了麻醉。整个手术过程，医护通过纸笔和患者交流，手术成功顺利完成。手术后，患者醒来，对医护人员伸出大拇指，大声说出了"谢谢"。医生微笑着握了握他的手，也竖起了大拇指说"您很棒"。

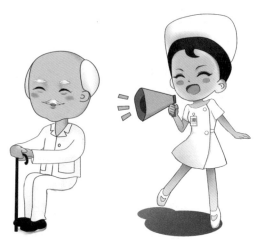

背景知识

老年性耳聋是指由于衰老而引发的听觉功能障碍。根据听力学的研究，男性约从 45 岁以后开始出现听力衰退，女性稍晚。随着人类寿命的延长，老龄人口的增多，老年人耳聋的发病率也有所增加。听力退化给他们日常生活带来许多不便，比方说听力障碍、沟通不畅及老年性痴呆等。老年性耳聋听力下降以后，有的人不愿倾吐苦衷，不愿意配助听器，怕影响子女工作与生活，但又听不清别人说话，增加了老人心理压力，久而久之老人也不愿意与他人交往，甚至会出现疑惑或猜疑心理，心情变得很郁闷，性格上会变得孤僻、古怪、暴躁。

妙招在这里

1. 一台合适的助听器

现代助听器技术、成年人人工耳蜗植入技术完全可以对耳聋患者丧失的听力给予满意的补偿。耳聋老人应尽早佩

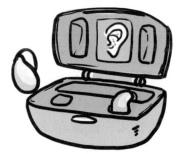

戴听力辅助用品，使老人早日返回有声世界，而且由于重新听到声音，内耳不断接收到声音的刺激，避免了听觉细胞的失用性萎缩，可以延缓听力的衰退时间。助听器的验配是专业性很强的工作，验配技师必须具备耳科学专业知识，不能像买一件商品那样简单试戴一下就买。建议老年人到具有专业资质的助听器中心进行验配，并在医生指导下尽快适应助听器。如果助听器验配不当，老人佩戴后不仅会出现头痛、头晕，长时间还会损害听力，可能导致越戴越聋。

那么助听器的保养常识有哪些呢？

（1）助听器要保持清洁，请使用干燥的软布清洁，酒精和清洗液会破坏电子电路。

（2）助听器应远离尖锐物品，避免碰撞或摘取时掉落造成助

听器的损坏。

（3）助听器应远离热源，避免阳光直射，也不要放在暖气周围。

（4）助听器应避免潮湿，在淋浴、洗澡或游泳前务必取出。

（5）助听器一定要请专业人员维护，每3～6个月到听力中心进行清洗和维护调试。

2. 一个舒适的沟通方式

（1）说话前，尽量控制环境中的噪声。

（2）坐得离老人近点，以便听得更清楚。

（3）说话声音应该洪亮、清晰，不要嘀嘀咕咕。

（4）语速不要太快或太慢，适当提高嗓门，但也别大喊大叫。

（5）让老人重复你的话，以确认其是否听明白。

（6）让老人背对着光，这样能让老人看清说话者的面部表情、手势等，有助于老人领会说话者的意思。

（7）与老人说话时，最好别捂住嘴或者边吃东西边说话。听力衰退的老人可以通过"读唇法"弄明白说话人的意思。"读唇法"非常管用，既能帮老人听懂别人的讲话，又有助于训练大脑，改善认知能力。视听结合，老人更能领会说话人要表达的意思。

3. 几种常用的沟通工具

（1）笔谈——最安静的交流方式：家中常备纸笔、写字板，对于有一定文化水平的老人，要注意关注细节，不厌其烦，多做书面提问和书面沟通。

（2）图文式交谈——最简单的交流方式：我们可以将日常生活行为，通过图片形式展现给老人，帮助他们正确地表达自己的意愿。

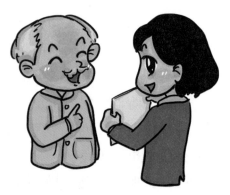

（3）网络通信——最便捷的交流方式：随着网络科技的不断

发展，手机等电子产品的使用率非常高，可以将以上两种交流方式融入其中。另外，也有很多实用软件能促进沟通，如音书等，可以实现3~4米远距离的翻译功能，将声音翻译成文字，非常方便实用。

4. 养成良好的预防习惯

（1）积极控制"三高"："三高"可加速老年耳聋的进程。早期预防，积极控制血压、血糖、血脂，听觉器官老化属于自然规律，目前尚无逆转此过程的方法。对老年性耳聋应正确看待，做到早期预防，尤其要注意避免"三高"，如患有高血压、冠心病（冠状动脉粥样硬化性心脏病）、动脉硬化、高脂血症、糖尿病等基础疾病，一定要积极治疗，以免加速老年性耳聋的进展。

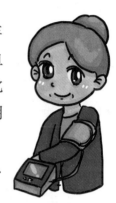

（2）合理饮食结构：日常生活中掌握合理、科学的饮食，对防治老年性耳聋具有重要作用。应多吃富含维生素、铁、锌等元素的食物。

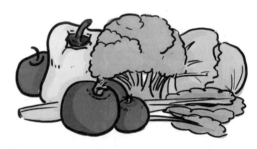

5. 抓住五个重点

（1）避噪声：如果老年人较长时间接触噪声，会使本来开始衰退的听觉系统更容易疲劳，内耳的毛细血管常处痉挛状态，使内耳供血不足，听力就会迅速减退，甚至发生噪声性耳聋。所以，老年人应尽量减少噪声对听力的干扰。

（2）戒挖耳：老年人喜欢用耳勺等挖耳朵。这是由于老年的生理性血液循环减弱，耳道内分泌物减少产生干裂感，有时感到奇痒，不堪忍受，通过挖耳刺激后，可以得到暂时缓解。但是这样做容易损伤耳道黏膜，引起感染，甚至损伤鼓膜。科学的方法是当耳道奇痒难忍时，用棉签浸入少许酒精或甘油，轻拭耳道。也可内服维生素E、维生素C或鱼肝油，内耳痒感就可得到缓解。

（3）慎用药：人到老年，基础疾病较多，老年人常常使用抗生素，但需要注意的是，在使用链霉素、庆大霉素、卡那霉素等耳毒性抗生素时，不要过量，也不要长时间使用，可与其他药物交替使用，也可换用中药治疗。

（4）常按摩：老年人听力减退，与内耳血液循环减弱也有一定的关系，而局部按摩可增加血液循环，也可保护听力。按摩时可取翳风穴（耳垂后凹陷处）、听宫穴（耳垂前凹陷处与翳风穴隔耳对称），早晚各进行一次，每次5~10分钟。

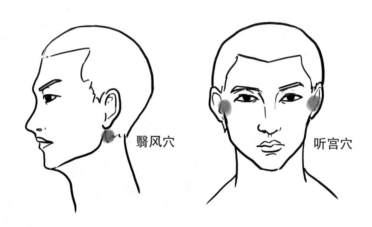

（5）情绪稳：要控制情绪，情绪波动会导致体内植物神经（自主神经）功能紊乱，使内耳器官发生缺血、水肿和听神经营养障碍，出现听力锐减或耳聋。

"健康听力，幸福人生"。对于老年听力障碍，无论是预防还是听力补偿，都有许多积极的办法可以应对，所以不要无视它，也不要恐惧它。消除"人老失聪，天经地义"的错误观念，对老人听力健康给予更多的关注，让每一位老人都能享受多姿多彩的老年生活。每年的3月3日是全国"爱耳日"，旨在唤起全社会关注老年人听力健康，推进我国老年人听力残疾预防与康复工作，造福广大老年人及其家庭。

风险应急处理

老人发热怎么办?

险象环生

一天,一位中年妇女急匆匆推着轮椅,把一位老人送到急诊大厅,向医务人员紧急寻求帮助。医生问诊后得知,老人是她的父亲,82岁,3天前开始发热,体温波动在37.5℃左右,由于担心往返医院会让老人劳累也增加交叉感染的风险,加上老人体温不是很高,就选择在家中服用中药自行处理。老人今晨体温升高至38.2℃,更糟糕的是老人开始意识不清,伴随咳嗽、咳痰、气急,老人早饭滴水未进,家人这才意识到了问题的严重性,紧急带老人赶往医院治疗。

医院立即启动发热门诊就诊流程,测量体温,并对老人进行了其他相关检查,检查结果显示老人感染指标非常高。医生初步诊断老人为肺部感染,考虑到老人高龄且病情严重,加之老人突然发生的病情变化,立即收治病房住院,住院期间老人出现急性心力衰竭、呼吸衰竭,经过几天的抢救和治疗,老人病情逐渐好转,转危为安。

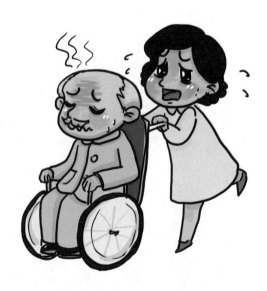

背景知识

发热（俗称发烧）是许多疾病的共同症状，65 岁以上老年人急性发热常见的原因有感染、恶性肿瘤、脑出血、中暑、急性心肌梗死、输液反应等。老人反应迟钝、基础代谢率降低等生理特点，决定了老人感染后发热反应出现较慢，且热度低，退热慢，也可能因散热功能减退，热量蓄积发生高热。往往老人体温大于等于 38.5℃时，才会引起重视，而低热时常常容易忽略，多数人认为低热不会有严重问题，不需要积极寻求诊治，可事实并非如此，如青壮年患了肺炎，可能出现 39℃以上的发热，而老人患了肺炎，有一半会表现为低热。所以，对老人的低热更要格外引起重视。那么老年人发热该如何处理呢？

妙招在这里

1. 重点观察四个方面

（1）定时测量体温，观察体温的变化。

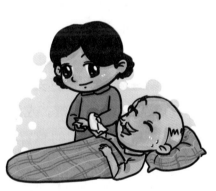

（2）观察发热期间有无咳嗽、寒战、意识变化等伴随症状。

（3）观察老人发热后的心理反应和情绪变化。

（4）观察老人服药后有无不良反应。

2. 饮食饮水要注意

（1）增加饮水量：发热时机体代谢增高，体表温度高，带走体内不少水分，退热时出汗多，导致老人血液浓缩，血流缓慢，容易感到心跳无力、头晕。因此，给老人多喝水，可以及时补充消耗和丢失的水分，稀释体内细菌毒素，加速排泄代谢废物，减少口干舌燥、尿少、头晕等不适症状。对于泌尿道感染而引起发热的老人来说，多喝水增加排尿，还可以起到冲洗尿道的作用。因此，要给老人补充足够的水分。要鼓励老人多饮水，可多喝糖盐水、绿豆汤、果汁及蜂蜜水等。

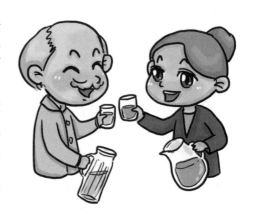

（2）不要只喝白粥：老人发热时一般胃口比较差，此时，要想办法给老人吃些容易消化而营养丰富的食物，不少家属担心水果蔬菜寒凉，肉类等高蛋白食物又是"发物"，反助发热，故只给老人连续多天喝白粥。其实，老人发热时间长了，钾、钠等电解质流失，加上吃得少容易发生电解质紊乱。除白粥外，像豆浆、牛奶、小米粥、果蔬汁等都可以喝，鱼、肉和蔬菜切碎一点可以入粥；有胃口的话，还应该鼓励他们吃些水分较多的水果，增加维生素和微量元素的摄入，纠正体内电解质失衡，促进机体康复。

3. 物理降温方式更安全

（1）可以使用冷敷，或以35~45℃的温水擦浴。有的家属认为，老人可能是着凉引起的感冒高热，怕老人受凉，不敢使用冷敷。实际上，在老人高热难退时，可冷敷老人的头部、腋窝、腹股沟等大动脉经过的地方降温，也可温水擦浴，使体表血管扩张，以促进散

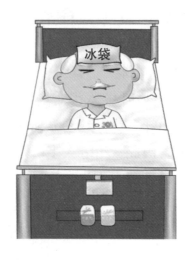

热。如果老人出现寒战现象，需要做好保暖，暂时不要给予冷敷。

（2）选择用温水擦拭。枕后、胸前区、腹部和足底等部位切勿冷敷。

（3）退热药物因老人代谢慢，起效也慢，副作用蓄积多，故对老人来说，能采取物理手段降温有效，尽量少用退热药。

（4）三个注意事项

1）发热有高热期，也有寒战期，在高热期体表温度较高，应松解衣服利于散热；若老人恶寒发冷，就应该为其补充衣着，盖上被子，注意保暖，调节室温。寒战后体温可迅速上升，不及时采取退热措施可发生惊厥、抽搐等脑细胞损害的表现。

2）早晚温水漱口：有的呼吸道感染老人会出现口腔溃疡，因处于高热状态，也会感觉唇干舌燥，舌苔黄厚，并出现口臭现象。此外，还有的老人因反复服用抗生素，会并发继发感染，口腔黏膜出现大量白色念珠菌。皮肤也因发热和出汗，积聚了较多的代谢废物。因此，要注意口腔清洁，家属应该早晚让老人用温开水漱口，或以干净纱布蘸湿后为其擦拭口腔，促进食欲。

3）汗后擦拭勤更衣。擦拭时可以先用干毛巾把汗擦干，再用温水擦拭。发热老人卧床建议穿开衫，可以反穿（后背穿在胸前），后背下垫浴巾吸汗效果好。

4. 及时就医是关键

很多老人生病时怕给儿女添麻烦，忍着不去看病，在家服药，这样往往错过了最佳的治疗时机，延误病情。在这里也提醒广大老年人和家属，老年人发热以及其他症状表现通常比较缓慢也不典型，一旦有不适请及时就医，以把握最佳治疗时机。

什么是海姆立克急救法？

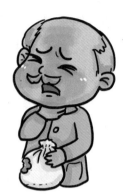

故事导入

春风家园小区一名 65 岁的男性脑梗老人，在吃包子的时候突然出现呼吸困难，其家人立即拨打 120 急救电话。急诊科朱医生到达现场后，发现老人极度呼吸困难，严重缺氧，面色青紫。根据家属讲述事发经过，结合老人有脑梗病史，朱医生判断可能是由于吞咽障碍、食团卡在气道所导致的窒息，这种情况非常危急，随时可能发生呼吸心跳骤停！朱医生立即采用"海姆立克急救法"，一大块包子碎块立刻从口中吐出，老人呼吸困难随即缓解，面色转为红润，测量脉氧饱和度为 95%，恢复正常。朱医生向老人和家里人反复强调了老人安全进餐的重要性，并就近送达市医院急诊科，进行进一步检查治疗。

背景知识

食物或异物卡在声门或进入气管，会造成窒息或严重呼吸困难，表现为突然呛咳、不能发声、喘鸣、呼吸急促、皮肤发紫（紫绀）等，严重者可迅速出现意识丧失，甚至呼吸心跳停止。老人呼吸道被食物或异物堵塞后容易发生窒息，专业性救治需要特殊器械帮助并且由专业人士操作。而海姆立克急救法属于现场徒手救治，瞬间增加腹压、压迫膈肌和胸部而增加胸腔压力，通过胸腔加压使气体喷出喉头并把食物推冲出来，是目前现场抢救气管异物患者的标准方法。

海姆立克急救法又叫海姆立克腹部冲击法（Heimlich Maneuver），是美国海姆立克医生发明的。1974 年他首先应用该法成功抢救了一名因食物堵塞呼吸道而发生窒息的患者，从此该方法在全世界被广泛应用，拯救了无数患者，因此该法又被人们称为"生命的拥抱"。

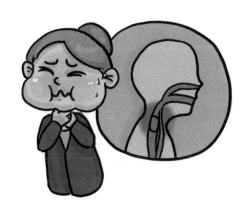

妙招在这里

1. 识别容易发生气管堵塞的老人

（1）进餐时速度过快或喜欢大声说笑的老人。

（2）经常有咳嗽、吞咽功能障碍的老人。

（3）意识较差、痴呆的老人。

2. 了解容易堵塞气道的食物

（1）果冻：整颗食用易滑入气道，可以弄碎或用勺舀后食用。

（2）硬麻花、糖果：不易咬碎，容易噎住喉咙，不建议老年人食用。

（3）鱿鱼丝：纤维过长，咬感过硬，不建议老年人食用。

（4）花生酱：黏稠度过高，不易下咽，不建议老年人食用。

（5）坚果类：体积较小，容易来不及咀嚼就吞咽，不建议老年人食用。

（6）小巧带核水果：体积小巧呈圆形并带核的水果不适合老年人食用，如龙眼、葡萄、樱桃等，可剥开去核后再食用。

（7）切段过长的多纤维蔬菜：纤维多且不易咬烂的蔬菜，不适合老年人食用，芹菜、韭菜、豆芽等长茎蔬菜应切小段烹饪。

（8）大肉块：大肉块老年人无法咬烂，若强行吞下容易噎住，应该切成薄肉片或肉丁。

（9）长面：太长的面条老年人不易吞食，若以吸食的方式容易呛噎，烹调时可先切成小段再烹煮。

（10）多刺的鱼：建议选择鱼刺较少的鱼类烹煮，否则容易划伤刺破老年人的食道与口腔。

3. 不易发生气管堵塞的食物

对于易发生呛咳和吞咽困难的老年人，食物以半流质、汤、水类为主，同时注意温热适宜，色香味美，以增进食欲。

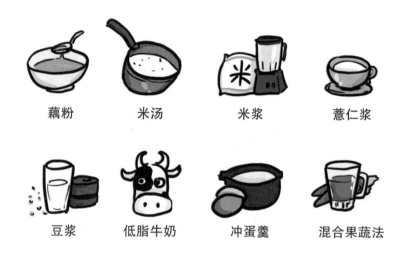

藕粉　　　　米汤　　　　米浆　　　　薏仁浆

豆浆　　　低脂牛奶　　冲蛋羹　　混合果蔬法

海姆立克法介绍

1. 自救法

如果发生食物阻塞气道时旁边无人，或即使有人但自己已不能说话呼救，这时必须保持头脑清醒迅速利用身边环境物品，立刻采用"海姆立克急救法"，在两三分钟内进行自救。

（1）取站立姿势，下巴抬起，使气管变直。

（2）然后使腹部上端（剑突下，俗称心窝部）靠在椅子的背部顶端或桌子的边缘，或阳台栏杆转角，以物体边缘压迫上腹部，快速向内向上冲击，可重复几次，一般6~8次，直至异物排出。

（3）另一种方法是一只手握拳，用拇指侧的掌指关节顶住自己的上腹部，另一手握此拳加力，双手急速冲击性地向内上方压迫自己的腹部，反复有节奏、有力地进行，一般6~8次，直至异物排出。

（4）在自救时，注意弯腰，使自己的身体向前倾。异物吐出后感觉呼吸得到缓解同时能够说话时，立即拨打急救电话，等待救援，进行进一步检查治疗。

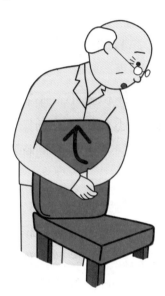

2. 他救法

（1）施救者站在老人身后，腿成弓步状，右脚在前，左脚在后，右腿置于老人双腿间，将老人背部轻轻推向前，用双臂环绕老人腰腹部，使老人处于前倾位，头部略低，嘴要张开，以利于呼吸道异物被排出。

（2）施救者右手握拳，以大拇指与食指侧对准老人剑突与肚脐之间的腹部，具体部位为肚脐上两横指处。左手置于右拳上并握紧。

（3）施救者双手急速地、冲击性地向内向上压迫患者腹部，反复有节奏、有力地进行，直至形成的气流把异物冲出。检查老人口腔，如异物已经被冲出到口腔，迅速用手从口腔一侧抠出。

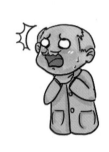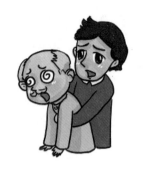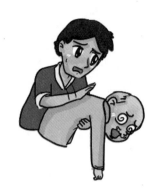

3.适合用海姆立克法急救的气管异物

易卡喉的气管异物如坚果、花生、果冻、橡皮糖、龙眼、葡萄、樱桃、大肉块等，此类食物体积较小，不容易嚼碎，一旦卡住，不易咳出，非常危险。此外，还有年糕、汤圆这些又软又黏的食物，易粘在喉咙口，吐不出来又咽不下去，同样十分危险，均可以利用海姆立克法立即进行急救。

4.海姆立克法急救的适用情形

海姆立克急救法虽然有一定的效果，但对于老年人，因其胸腹部组织的弹性及顺应性差，有可能导致损伤的发生，带来一定的危害。如果老年人呼吸道部分梗阻，气体交换良好，就应鼓励老人用力咳嗽，并自主呼吸；如呼吸微弱、咳嗽乏力或呼吸道完全梗阻，无医疗急救条件，则应立刻使用此手法。

静脉血栓如何预防？

故事导入：沉默的杀手

张爷爷是病房里最年长的一位患者，已年过八旬但精神矍铄，因为在家中不小心跌倒导致股骨颈骨折住院，进行了人工髋关节置换术。术后，医生为张爷爷制订了详细的康复计划，护士小周是张爷爷的责任护士，负责督促指导张爷爷每日进行康复训练。张爷爷非常配合康复锻炼，每日保质保量完成任务，很快，张爷爷已经可以扶着助行器下地站立和挪步了。几天后张爷爷出院回家了。再次听到张爷爷的消息，是他已经永远地离开了。家属告诉小周，回家后张爷爷感冒发热卧床几天，稍好转后在家人搀扶下下床练习行走，刚走出两步，突然，张爷爷呼吸急促，面色苍白，双腿无力，倒了下去——遗憾的是，张爷爷永远离开了我们。

小周护士每每回忆起这位老人，都无法接受，张爷爷有着强健的身体素质、良好的遵医行为，可还是逃不过"血栓"这个沉默的杀手。如今已成长为护士长的小周，始终记着张爷爷的案例，一直致力于血栓防控领域，通过自己的亲身经历向更多的患者、老年人普及血栓预防的知识。

背景知识

1. 定义

静脉血栓栓塞症是指血液在静脉内不正常地凝结，阻塞血管管腔所致的静脉回流障碍性疾病，包括深静脉血栓和肺栓塞，深静脉血栓和肺栓塞为静脉血栓栓塞症在不同部位和不同阶段的两种重要临床表现形式，深静脉血栓是肺栓塞栓子的主要来源。静脉血栓栓塞症也被称为"沉默的杀手"，约80%深静脉血栓是"沉默的"，无临床表现，约70%以上肺栓塞在患者死亡后才被发现。

深静脉血栓

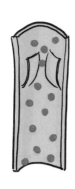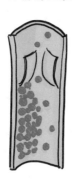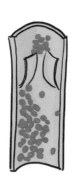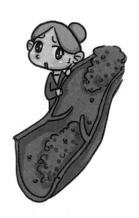

2.流行病学

研究表明，静脉血栓栓塞症是一个全球性的疾病，是继缺血性心脏病和卒中之后位列第三的、最常见的心血管疾病。肺栓塞是猝死的主要原因之一，约占院内死亡的 10%。静脉血栓栓塞症发病率在逐年上升。美国的一项回顾性研究结果显示，住院患者静脉血栓栓塞症发病率从 2002 年的每 10 万人 317 例增加至 2006 年的每 10 万人 422 例，发病率增长 33.1%。

3.血栓形成原因

目前公认的血栓形成原因是 Virchow's 三要素（维柯氏三角），包括静脉血流瘀滞、血管内膜损伤和血液高凝状态。

4.典型临床表现

（1）深静脉血栓的典型临床表现：肢体肿胀、下肢周径增粗、疼痛和压痛。

（2）肺栓塞的经典三联征：呼吸困难、胸痛、咯血。

妙招在这里

1.三个指标要监测

关注与血栓发生相关的 3 个凝血指标，如果不在正常范围，则要警惕静脉血栓的发生。

（1）D-二聚体（D-Dimer）：正常值0~500μg/L。血浆D-二聚体对急性PTE诊断的敏感性达92%~100%，若其含量低于500μg/L，可基本排除急性肺栓塞。

（2）血浆活化部分凝血酶原时间（APTT）：正常值为27~45秒。

（3）国际化标准比值（INR）：正常值为0.8~1.2。

2. 两种抗凝药物需注意

（1）低分子肝素使用注意事项。

如图所示，在生活中应注意细节，避免出血，若出现异常及时送医。

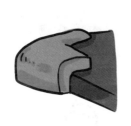
避免磕碰伤

软毛牙刷刷牙

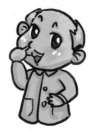
勿用力抠鼻、揉眼睛、挖耳朵

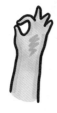
观察皮肤、黏膜

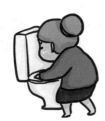
观察尿液、大便颜色

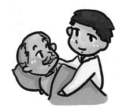
观察瞳孔、意识

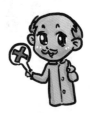
术后早期禁用

（2）华法林（维生素K拮抗剂）使用注意事项。

1）监测INR值控制在2~3之间。

2）尽量少食用影响INR的食物。

减弱华法林抗凝作用的食物：绿叶蔬菜、花菜、胡萝卜、蛋黄、动物肝脏、绿茶、大量饮酒等。

增强华法林抗凝作用的食物：芒果、大蒜、鱼油、葡萄、橙子等。

3.基础预防措施要记牢

如图所示，九大要点预防血栓。

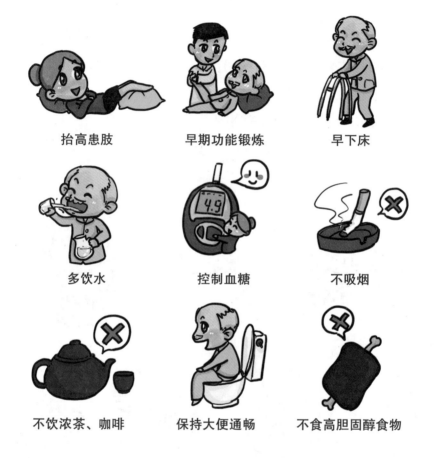

抬高患肢　　　　早期功能锻炼　　　　早下床

多饮水　　　　控制血糖　　　　不吸烟

不饮浓茶、咖啡　　保持大便通畅　　不食高胆固醇食物

4.踝泵运动勤练习

（1）踝关节跖屈背伸运动：双足踝做主动跖屈（勾脚尖）45°，背伸（崩脚背）30°运动，即脚掌最大限度地屈、伸，带动小腿肌群收缩与舒张。

（2）踝关节环转运动：双足做伸、内旋、屈、外展的"旋转"运动。

5. 一双袜子要选对——抗血栓压力袜

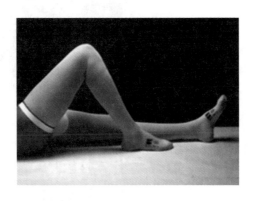

（1）抗血栓压力袜推荐型号：

脚后跟到臀弯长度为70~85cm，长度尺寸不在此范围，请选择短型或加长型		
大腿根围长	小腿肚围长	规格
≤ 64cm	≤ 30cm	小号
	30~38cm	中号
	38~45cm	大号
64~82cm	>45cm	特大号连腰（膝长）

（2）抗血栓压力袜穿着方法：

1）将手伸进袜子直到脚后跟处。

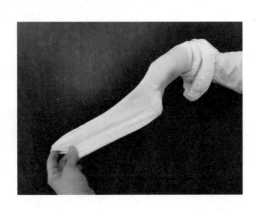

2）抓住袜子后跟中间，将袜子由内向外翻出。

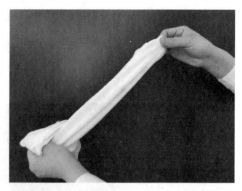

3）将袜子套在脚上和后跟处，确保脚后跟正好位于在袜子后跟处。

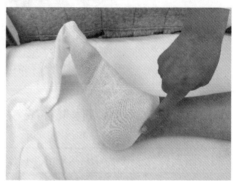

4）将袜子拉过脚踝和小腿。

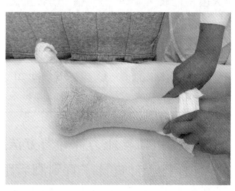

5）向腿弯处卷动，确保三角缓冲绷带位于大腿内侧，防滑带位于臀沟，使之平滑。

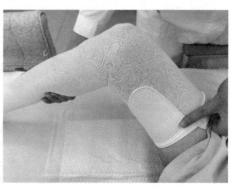

6）拉直脚尖部位使脚踝和脚背部位平整，确保患者脚尖舒适。

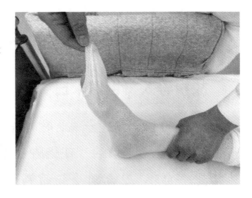

（3）抗血栓压力袜使用注意事项：

1）确保正确的尺寸选择，以保证最大效果。

2）抗血栓压力袜不能下卷。

3）三角缓冲绷带应位于大腿内侧。

4）每天洗澡时，脱去压力袜以观察皮肤状况。

5）停止使用应不超过30分钟。

6）每2~3天用40~60℃的温水清洗。

7）室温晾干或中低温度烘干机烘干。

8）在正确的维护下，抗血栓压力袜一般可以使用2~3个月（耐洗20次左右）。

夜间如厕风险有哪些?

故事导入：世界末日

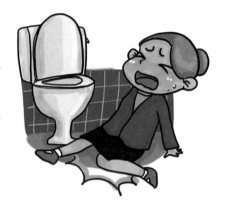

小杨的妈妈72岁，平时身体很好，虽然已至古稀之年，可腿脚利索，生活完全自理。2周前小杨的妈妈全身皮肤出现瘙痒，小杨赶紧带着妈妈去医院检查，被诊断为湿疹性皮炎。小杨很孝顺，每天按照医嘱按时给妈妈抹药。但是老人一到晚上很难入睡。为了给妈妈改善睡眠，这天小杨给妈妈服了一片安眠药。没想到小杨妈妈凌晨2:00起床上厕所时突然摔倒在厕所里，造成股骨骨折，现在还在医院接受治疗。

背景知识

如厕时导致的危险常常被很多老年人及其家人忽略。老年人合并基础疾病者多，如高血压、糖尿病、心脑血管疾病，加上夜间频繁起夜，体位改变，夜间如厕比白天有更大的安全隐患。事实上夜间如厕时发生的心梗、猝死、头晕、跌倒等意外事件屡见不鲜，值得警惕。其中跌倒最为常见。65岁以上老年人跌倒年发生率为33%；而80岁以上老年人跌倒的年发生率高达50%。根据国内五家医院70例院内跌倒案例分析：跌倒高发前两位的时间段是凌晨0:00-3:00、凌晨4:00-7:00；在跌倒事件中，起床如厕或与如厕有关的活动所致的跌倒事件最多。跌倒严重威胁着老年人的身心健康，也增加了家庭和社会的负担。那么，怎么减少夜间如厕意外呢？

妙招在这里

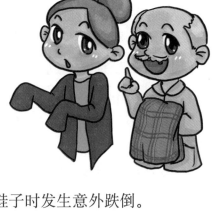

1. 如厕穿着四要点

（1）衣服、裤子要合身，不可过长。选择容易穿脱的松紧裤。

（2）鞋子尺码适中，鞋底防滑。

（3）走动时不宜穿拖鞋。

（4）穿脱裤子、鞋子保持坐位。

鞋子放在床旁显眼处，防止低头寻找鞋子时发生意外跌倒。

2. 环境五要点

（1）保持房间光线充足，电灯的开关应伸手可及。

（2）保持地面干燥、避免有水渍。卫生间设施安全，地面要防滑。

（3）常用物品放在便于取用范围内，眼镜、水杯等在伸手可及的范围。

（4）过道通畅，不能有障碍物、台阶。

（5）必要时可以给老人准备好助步器或拐杖。

（6）多数老年人关节不好，下蹲困难，要选择坐式马桶并安装扶手。

3. 四点好建议

（1）坐位如厕：

1）晚上睡觉前2个小时尽量减少饮水，避免夜间频繁如厕。睡觉前尽量不饮咖啡等影响睡眠的饮品。

2）老人站立排尿可能发生排尿晕厥，建议晚间最好采取坐姿排尿。

3）老人行走时如出现体力不支、头晕、双眼发黑、下肢无力、步态不稳时，要扶着墙原地坐下，呼叫家人帮助。

4）告知老人卫生间的门不要锁上，以免发生意外时，家人无法及时进入卫生间救助。

（2）陪同如厕：

1）对于有跌倒风险的老人，晚间如厕最好有家人陪同。

2）使用轮椅推行或者搀扶的方式帮助老人进入卫生间。

3）必要时在床旁配备坐便椅，使用坐便椅排尿，减少如厕的风险。

4）床头安置呼叫铃，起夜时按铃呼叫陪护人员陪同上厕所。

5）厕所光线充足，安全设施齐全，有安全扶手、应急呼叫器。

6）对于卧床 24 小时以上的老人，卧床后的第一次如厕一定要有人陪同。

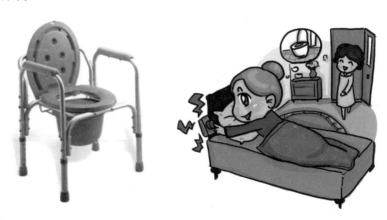

（3）尿壶接尿：

1）睡觉前尿壶放置在随手可取的位置，可躺在床上排尿。对于夜尿多的可以放两个尿壶。

2）如果不习惯躺着排尿，可以跪在床上使用尿壶接尿。

3）如果不习惯在床上排尿的可以站在床旁使用尿壶接尿。

4）老人如果上肢活动困难可以呼叫家人或者陪护协助使用尿壶。

（4）尿失禁排尿：老年人如果存在尿失禁，可以使用集尿器、纸尿裤、塑料袋等物品处理夜间排尿问题。

4. 关注如厕高风险环节

（1）排尿晕厥的预防：老人尽可能不要憋尿，如果尿憋得太久，排尿时要放缓速度，不要排得太快，尤其在夜间，老年人易发生排尿晕厥，最好坐着排尿。

（2）如厕猝死的预防：对于合并心脑血管疾病的老人，注意日常饮食，防止大便秘结，必要时可临时用医用缓泻药。切忌如厕时间过长，如厕后起身动作要缓慢，忌快速起身，起身时应保持上身直立直接起身。对疑似或确认下肢存在新鲜血栓形成的老人，应制动肢体，尽量在床上完成大小便避免如厕。

（3）低血压的预防：对于使用 α 受体阻滞剂的老人，服药后易发生直立性（体位性）低血压。要做好服药指导，最好在临睡前服药，服用后卧床休息，减少活动。对于合并高血压同时口服降压药的老人，要严密监测血压的变化，降压速度不宜太快。老人及家属要掌握 3 个 30 秒。老人起床时，应先慢慢坐起，呈半卧位，在床上静坐 30 秒。双足自然下垂，在床旁静坐 30 秒。慢慢起身，在床旁站立 30 秒，待站稳后，如果没有头晕、胸闷等不适，可以缓慢行走。对于服用治疗失眠药的老人，要服药后立即卧床休息，防止摔倒。

（4）低血糖的预防：对于合并糖尿病的前列腺增生老人，要按时服药、吃饭，严格掌握胰岛素的注射剂量，密切观察血糖的变化。据统计容易在凌晨 0:00~3:00出现低血糖反应。如出现头晕、视力模糊、乏力、心慌、饥饿感、震颤、出汗等情况，注意监测血糖，如果确定低血糖时，可口服糖水。

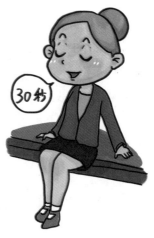

5. 十类高危人群是关注的重点

（1）年龄大于 65 岁的老人。

（2）曾经有跌倒史的老人。

（3）贫血或血压不稳定者。

（4）意识障碍、失去定向感者。

（5）有肢体功能障碍者。

（6）营养不良、虚弱、头晕者。

（7）步态不稳者。

（8）视力听力较差、缺少照顾的患者。

（9）服用利尿药、泻药、镇静安眠药、降压药的患者。

（10）大小便功能异常者。

6. 掌握头晕康复操和局部肌肉锻炼

（1）两手抬起伸直与肩同高，大拇指朝上竖起。头一定不要动，只有眼睛在左右拇指间来回移动，左右各看一次算一回，10回算一组。

（2）右手抬起伸直与肩同高，同样竖起大拇指。左手按住自己的下巴，保证头不会乱动。伸直的手进行左右移动，移动角度约为30°，眼睛跟随拇指左右移动。这样跟随一个往返算一回，10回算一组。

上面两个动作一次做三组，早晚各一次或者早中晚各一次。

（3）常做肛提运动，以增强会阴部肌肉和尿道口肌肉的收缩力，可以使残余尿尽快排出。

家庭防火怎么做？

故事导入：火灾无情，不防不行

"快！煳锅了！"小美一进屋就冲进浓烟满布的厨房，关掉燃气阀。这种事时常在小美家发生。由于孩子小，小美朝九晚五上班，70岁的婆婆常年帮忙带孩子，又不愿意请保姆，老人年龄大好忘事，怕婆婆太累也担心做饭用燃气危险，小美每天到点送饭回家，说服婆婆不要自己进厨房，可老人有时候不太听劝。新闻里各种失火案例屡有发生，小美非常担心长此以往家里会发生火灾，于是给家里备了灭火毯、警报器和家庭消火栓。在一次失误后这些消防器具还果真派上用场。那次小美上班接到了婆婆的电话，婆婆带着哭腔："吓死我和小宝了，刚才忘记关火，锅又熬干还冒火了，我一慌就想着去扑火，突然想起了你备的灭火毯，就拿着灭火毯盖上去把火灭了，要是小宝有个闪失我也不活了……"小美既担心又得安慰受惊的婆婆，回家后婆婆一个劲地和小美说再也不动燃气了。小美想想也很是后怕，在添足了防火器具和措施外，请了钟点工。这次意外给家中每个人都上了防火安全的一课。

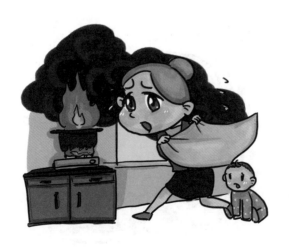

235

背景知识

火与我们的生活息息相关，它能给我们带来可口的饭菜和温暖的环境，但如果使用不当或管理不好，就会发生火灾，给我们财产和人身安全造成损失。家庭防火非常重要，由于人们的麻痹大意和消防知识的缺乏，家庭火灾事故频频发生，据统计，80%以上的火灾事故为家庭火灾所致。随着社会工作强度的增加，年轻人压力大，老人帮忙居家照顾已经变成了一种常规模式，而老人相对于年轻人，接触新鲜事物少，加上身体机能逐渐衰退，反应变迟缓，记忆力减退。所以，遭遇火灾后，老人所受的危害更大。2019年全国火灾数据显示：城乡住宅火灾中，火灾死亡人员中老龄人口占36.2%。如何避免火灾事件发生变得尤为重要，尤其是老人长时间居家防火意识较淡，需要年轻人经常提醒老人注意防火。

近两年的住宅火灾中，电器及燃气引发的火灾比例较高，尤其是燃气泄漏、各类家用电器及电动车等引起的火灾越来越突出，尤其是秋冬季节，用火、用电量多，加上重要节日集中，火宅发生率更高，因此必须做好宣传预防，做好防火措施，保证生命及财产安全。

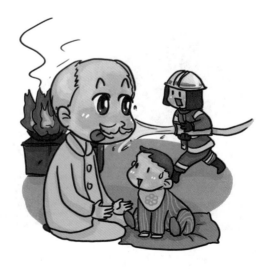

妙招在这里

如果人们在生活中能时常提高防火意识，消除火灾隐患，那么以上灾难就能避免。如果火灾发生后，人们能正确地运用灭火逃生的方法，及时采取适当的措施，就会最大程度减少伤亡。

防火逃生小技巧：

1. 家用电器避免超负荷使用

为了防止火灾的发生，家用电器使用后关闭电源，且摆放在防潮、防晒、通风处，周围不要摆放易燃、易爆物品，各种插座应远离火源。不乱接电源线，及时更换破裂、裸露的电线和老旧的电器设备。长时间出门一定要关闭总电源。

2. 液化气灶具要注意保养

液化气灶具平时要注意保养，一旦发生管道破损、漏气要关闭电源开关及煤气、液化气总阀门，及时找专业人员维修，不要将就使用。外出时、临睡前确保燃气阀门关闭。

3. 提高家人的防火安全意识

应提高家庭成员的防火安全意识，教育小孩不玩火、不玩弄电器设备。告诉家人一些防火相关知识，多阅览消防书籍。

4. 家中最好配置相应的灭火器具

配备并学会使用灭火器、消防毯等器具，做到防患于未然。遇小火情及时、正确处理。

5. 不乱丢烟头，不躺床上吸烟

一个小小的烟头就可能引发一起大火。烟头的中心温度可达700~800℃，极易引发衣服、棉被、沙发、垃圾袋等可燃物着火，甚至酿成火灾。所以切勿在床上或沙发上吸烟，不要乱丢烟头。

6. 不乱放杂物，不占用消防通道

不在居住建筑公共通道、楼梯间、安全出口处堆放杂物，不在公共区域停放自行车、电动车。因为安全出口、楼梯间是火灾时的

逃生通道，若逃生通道被侵占，一旦起火将影响人员疏散，导致严重的后果。邻里之间应相互提醒，及时清理楼道内的杂物，保持消防通道畅通。

7. 正确掌握报警方法

一旦着火，不要惊慌，预判下火情，如果火情不能控制，要立即拨打"119"报警，准确给出起火的具体地点、着火物质、火势大小、有没有人员被困、报警人的姓名和联系电话等重要信息，并在路口接消防车，以免耽误救援。

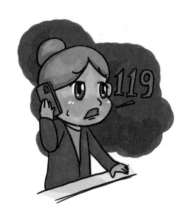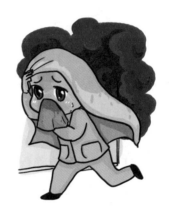

8. 沉着冷静应对火灾事故

进入公共场所时，要观察和熟悉安全出口和疏散通道的位置，记住逃生疏散的方向。发生火灾后不要乘坐电梯，不要贪财，如有可能一定要快速用湿毛巾捂鼻逃离火场。

9. 不是所有的火都能用水灭

以下火灾切记禁用水扑救：电源未切断火灾、高温化工设备火灾、硫酸等酸液火灾、钾钠及碳化钙等火灾。

附1：防火小妙招

水火无情祸患重，防火妙招记心中。
电器且莫超负荷，温度过高立即停。
插头线路如损坏，及时改装莫乱动。
专业电工请到家，切莫私自乱改动。
煤气燃气如泄漏，关闸开窗要通风。
炉灶远离易燃物，勿留老人独自生。
出门电源要查明，解除隐患要记清。
出差离家无牵挂，心安理得放心行。

附2：灭火逃生小妙招

发生火灾要冷静，切断电源最重要。
小火可用灭火毯，大声呼喊求救援。
燃气泄漏不要慌，快关阀门速开窗。
大火牢记一一九，报警详细要确凿。
水火无情先保命，巧用湿物能逃生。
莫恋钱物命要紧，湿巾捂鼻快爬行！

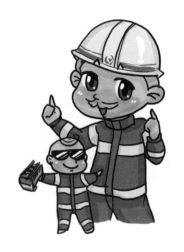

参考文献

[1] 杨木兰, 周丽娟. 老年护理 [M]. 武汉: 华中科技大学出版社, 2019.

[2] 王凤姣. 老年护理[M]. 北京: 科学出版社, 2019.

[3] 吴丽文, 李希科. 老年护理[M]. 4版. 北京: 科学出版社, 2017.

[4] 史俊萍. 老年护理[M]. 2版. 北京: 科学出版社, 2016.

[5] 美国《预防》杂志. 老年保健[M]. 任冰, 译. 北京: 中央编译出版社, 2008.

[6] 侯惠如, 皮红英, 杨晶. 中国老年医疗照护教学与实践指导[M]. 北京: 人民卫生出版社, 2018.

[7] 美国心肺康复协会. 美国心脏康复和二级预防项目指南. 4版. 王增武, 译. 北京: 人民军医出版社, 2010.

[8] 张玲娟, 张雅丽, 皮红英. 实用老年护理全书[M]. 上海: 上海科学技术出版社, 2019.

[9] 王建荣, 张稚君. 基本护理技术操作规程与图解[M]. 北京: 人民军医出版社, 2010.

[10] 皮红英, 张立力, 中国老年医疗照护·技能篇（日常生活和活动）[M]. 北京: 人民卫生出版社, 2017.

[11] 范利, 王陇德. 中国老年医疗照护·基础篇[M]. 北京: 人民卫生出版社, 2017.

[12] 李小寒, 尚少梅. 基础护理学[M]. 5版. 北京: 人民卫生出版社, 2013.

[13] 藤野彰子, 长谷部佳子. 护理技术临床读本[M]. 赵秋利, 郭永刚, 译. 北京: 科学出版社, 2007.

[14] 冯建光. 失智失能老人年日常照护指导手册[M]. 上海: 上海浦江教育出版社, 2014.

[15] 马莉, 姚晓芳. 失智老人照护员中级理论及技能[M]. 北京: 华龄出版社, 2018.

[16] 王军, 王虹峥, 杨莘. 失智老人照护师[M]. 北京: 北京出版社, 2016.

[17] 洪立, 王华丽. 聪明的照护者[M]. 香港: 中国新闻联合出版社, 2011.

[18] 许贤豪, 王军, 盛树力. 关注老年期痴呆[M]. 郑州: 河南大学出版社, 2009.

[19] 王鲁宁. 相伴无悔[M]. 北京: 中国原子能出版社, 2015.

[20] 张颖. 老年眼病自助手册[M]. 北京: 人民卫生出版社, 2017.

[21] 化前珍. 老年护理学[M]. 北京: 人民卫生出版社, 2012.

[22] 江锐玉, 卞华伟. 饮食控制与运动相结合的减肥效果评价[J]. 中国临床营养杂志, 2006. 14(13):176–178.

[23] 衡卫军, 马向华. 老年性单纯肥胖者Lp(a)等血脂改变的研究[J]. 实用心电学杂志, 2005, 14(6):443.

[24] 韩维嘉, 孙建琴, 易青, 等. 上海地区养护机构老年人吞咽障碍及营养风险调查研究[J]. 老年医学与保健, 2012, 18(3):170–172.

[25] 程义勇. 中国居民营养状况及相关的健康问题[J]. 中国食物与中国营养, 2005, (1): 6-8.

[26] 卓然. 不可忽视的疼痛[J]. 养生月刊, 2016, 37(04):302-305.

[27] 刘国昇. 消除疼痛越早越好[J]. 人人健康, 2015, 4(19):22-23.

[28] 陆基宗. 老年人服用镇痛药的五大误区[J]. 健康博览, 2017, 4(03):40-41.

[29] 崔培如. 老人用药四原则[J]. 百姓生活, 2011, 4(10):45.

[30] 开敏. 不要联合使用止痛药[J]. 养生保健指南, 2018, 00(05):79.

[31] 龚杰, 谭娟. 探讨老年人用药的不良反应以及安全用药[J]. 世界最新医学信息文摘, 2016, 16(21):100-101.

[32] 曹云. 使用止痛药"五不要"[J]. 祝您健康, 2016, 4(03):25.

[33] 董碧蓉. 癌性疼痛的三阶梯止痛治疗原则[J]. 成都医药, 2010, 29(S2):117-119.

[34] 胡学军, 崔玉玲, 胡文娟. 运动按摩及行为疗法干预老年脑卒中长期卧床的便秘患者[J]. 中国临床康复, 2004, 8(16):3150.

[35] 陈雁. 脑卒中卧床病人深静脉血栓的预防性护理[J]. 护理学杂志, 2004, 19(23):26-27.

[36] 王奕敏, 周志欢, 何凤英, 等. 卧床体位管理联合踝泵运动在原发性肝癌患者TAI术后护理中的应用[J]. 齐鲁护理杂志, 2021, 27(4):14-16.

[37] 陈美琴, 肖维艳. 食疗加脐部按摩治疗习惯性便秘[J]. 护理学报, 2006, 13(8): 43.

[38] 程晶晶. 预防脑出血患者并发坠积性肺炎的护理方法[J]. 心理医生, 2017, 23(14):161-162.

[39] 陈清云, 陈贺荣. 饮食指导及口腔护理对脑卒中患者并发坠积性肺炎的预防效果[J]. 中国实用医药, 2016, (8):226-227.

[40] 程谦涛, 王丽君, 李明超, 等. 不同床边吞咽功能评估方法对脑卒中伴吞咽障碍患者吸入性肺炎及营养状况的影响[J]. 中国全科医学, 2012, 15(24):2815-2817.

[41] 卿华琼. 肺炎的护理注意事项及饮食禁忌有哪些[J]. 医学食疗与健康, 2019, (24):159-160.

[42] 中华医学会肠外肠内营养学分会老年营养支持学组. 中国老年患者肠外肠内营养应用指南(2020)[J]. 中华老年医学杂志, 2020, 39(2):119-132.

[43] 张萍. 老年危重症病人经皮内镜下胃造瘘术及肠内营养的护理效果分析[J]. 实用临床护理学电子杂志, 2020, 5(41):92-93.

[44] 余雅琴, 何静婷, 罗洋, 等. 成人经皮胃造瘘护理研究进展[J]. 护理研究, 2020, 34(13):2356-2359.

[45] 余艳萍, 范娜, 张新, 等. 老年性耳聋病人情绪体验及应对行为的质性研究[J]. 全科护理, 2019, 17(35):4422-4425.

[46] 陈日益. 助听器日常保养三要点[J]. 食品与健康, 2017, (9):38.

[47] 常怡勇. 合理饮食防耳聋[J]. 家庭保健, 2012, (7):69.

[48] 刘宸箐, 侯晓丰, 翟所强, 等. 老年性耳聋的防治进展[J]. 中华耳科学杂志, 2015, (1):166–170.

[49] 杨昕光, 冯慧玲, 周宓. 老年发热患者的临床特点及病因分析研究[J]. 实用心脑肺血管病杂志, 2012, 20(4):668–669.

[50] 杨帅. 海姆立克急救法[J]. 中华灾害救援医学, 2019, 7(08):468.

[51] 侯锐, 杨霞, 许广杰, 等. 牙科操作中误吸误咽628例分析[J]. 中国实用口腔科杂志, 2016, 9(11):665–671.

[52] 台保军. 第四次全国口腔健康流行病学调查结果解读[C]. 第十三次全国老年口腔医学学术年会论文汇编.

[53] 王红杰. 食管异物病人的预防及护理 [J]. 护理研究, 2008(S1).

[54] 李永红. 老年住院患者噎呛原因分析与预防性护理[J]. 中国老年保健医学, 2014, 12(1):100–101.

[55] 包春华. 气管异物和食道异物原因分析及预防措施[J]. 世界最新医学信息文摘, 2015, 15(19):128, 139.

[56] 吴惠蓉. 老年患者噎呛的原因及护理干预[J]. 西南军医, 2018, 20(3):385–386.

[57] 甘乐文, 刘辉, 卢军. 误吸对老年人健康的危害及其防治[J]. 中华保健医学杂志, 2020, 22(1):1–4.

[58] 张红颖, 赵若雷. 80岁以上老年人肺部感染104例临床分析[J]. 中国基层医药, 2015, 22(13):2001–2003.

[59] 黄磊花, 顾安娜. 糊状食物在预防无自理能力老年人食物误吸中的应用[J]. 中华现代护理杂志, 2013, 19(35): 4336–4338.

[60] 中国吞咽障碍康复评估与治疗专家共识组. 中国吞咽障碍评估与治疗专家共识(2017年版)[J]. 中华物理医学与康复杂志, 2018, 40(1):1–10.

[61] 舒建昌, 欧阳鹏, 聂丽芬, 等. 经皮内镜下胃造瘘术后短期发生包埋综合征1例[J]. 胃肠病学和肝病学杂志, 2016, 25(7):835–836.

[62] 欧阳鹏, 舒建昌. 包埋综合征的治疗进展[J]. 新医学, 2016, 47(2):69–72.

[63] 张丽娟, 石海燕, 王军. 老年患者应用近常温营养液管饲的效果观察[J]. 中华保健医学杂志, 2017, 19(1):68–69.